地域で働く
作業療法士に
役立つ

発達分野の
コンサルテーションスキル

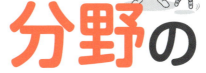
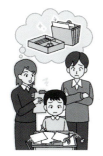

監 修：岡田 貴富
編 集：松本 政悦・酒井 康年・本間 嗣崇

三輪書店

はじめに

● 本書ができるまでの流れ

　2017年7月2日に神奈川県作業療法学会が開催されました。その中で「子どもたちに対する作業療法〜神奈川県での新しい挑戦〜」と題するシンポジウムが企画されました。シンポジストのひとりは、地域支援や地域連携に長年、取り組んできた作業療法士で（監修者の岡田貴富氏）、これまでの自身の失敗体験を紹介し、その反省をもとに後輩にメッセージを送る内容を発表しました。そのシンポジウムを聴講していた本書編集担当者がその内容に興味を持ちました。地域支援やコンサルテーションは、作業療法士にとって新しい領域であり、これらの先輩の失敗事例は後進や孤軍奮闘して頑張るベテランにも大変有益な情報になる可能性がある、というのが編集担当者の見解でした。

　シンポジウムの座長としてほかのシンポジスト（本間嗣崇氏）とも相談した結果、失敗体験をもとに後輩の役に立つ内容の本を作りたいという意見が一致し、執筆の運びとなりました。理論的な内容の部分を補強していただくために、この分野で多数の著作を出版されている酒井康年氏に、第2章を執筆していただくことになりました。

● 本書をお使いいただきたい方々

　本書は作業療法士が執筆しているために、主に作業療法士として体験した内容が書かれています。しかしそれらは、コンサルテーションに関わる専門職すべての方に共通する体験です。また、本文中で作業療法の専門用語はほとんど使われていません。

　本書は「コンサルテーションは作業療法である」というアイデアで執筆されています。これは「コンサルテーションは作業療法士しかできない」という意味ではなく、「作業療法の視点からコンサルテーションを捉える」と、そのポイントをよりわかりやすく説明できる、という意味です。したがって、本書は作業療法になじみがなくても、コンサルテーションに関わるすべての方にとって、有益な情報が書かれていると考えています。

● 本書の構成と使い方

　第1章には、コンサルテーションにおいて失敗しがちな、先輩が実際に体験した事例が記載されています。地域の保育園・幼稚園・小学校・特別支援学校などに訪問・支援したことがある方であれば、一度は聞いたことがある、あるいは経験したことがあるエピソードが満載されています。

第2章には、コンサルテーションを行ううえで有益な情報や考え方がわかりやすくまとめられています。酒井氏の現在の業務はほとんどがコンサルテーションで占められており、自身の経験に裏づけされた、より実践的な内容で構成されています。

　第3章は、第1章で紹介したエピソードと同じ状況下で、どのようなコンサルテーションを行えば成功できるのか、といったアイデアを記載しています。これらは執筆者が実際に経験した成功例ともいえます。

　したがって、第1～第3章のどこからでも読み始めることが可能です。例えば読者が実際に直面している困難な状況を第1章で確認し、その解決策を第3章で読み、その理論的な背景を第2章で学ぶ、といった活用も可能です。

　第4章には執筆者による座談会「いまなぜ、コンサルテーションなのか～作業療法士に求められる資質～」を収録しました。執筆者のバックグラウンドから失敗談、コンサルテーションスキルの磨き方まで、とことん語り合った充実した内容になっています。

　本書が、コンサルテーションという新たな分野で働く専門職の方々にとって、少しでも役立つ機会があれば、執筆者一同の喜びです。

2018年7月吉日

執筆者を代表して　　**松本政悦**

目　次

はじめに .... 松本政悦　ii

第1章　事例―失敗編

事例 1 『強がりな担任と弱気なコンサルタント！』 .... 松本政悦　2

事例 2 『一方的なコンサルテーション』 .... 松本政悦　4

事例 3 『相談対象者はひとりではない！』 .... 本間嗣崇　6

事例 4 『認めてほしい担任と駆け出しコンサルタント』 .... 松本政悦　9

事例 5 『学習指導要領に忠実な担任』 .... 松本政悦　12

事例 6 『提案がまったく採用されない！』 .... 本間嗣崇　14

事例 7 『保護者と担任の方針が全然違う！』 .... 松本政悦　17

事例 8 『ルールがわからなかった！』 .... 本間嗣崇　19

事例 9 『作業療法士が、何も言わずに帰って行った』 .... 松本政悦　22

事例10 『やさしい偏食指導』 .... 松本政悦　25

事例11 『虐待を受けていた子どものコンサルテーション』 .... 松本政悦　27

事例12 『子どもへの関わりが乱暴にみえた担任』 .... 松本政悦　29

事例13 『ほかの子もみてほしいんですけど…』 .... 本間嗣崇　32

事例14 『使っている言葉が違う！』 .... 本間嗣崇　33

第2章　『セラピストのためのコンサルテーション』　酒井康年

2-1　セラピストモデルとコンサルテーションモデル 36

　　1　はじめに 36

　　2　セラピストモデル 37

　　3　機関同士の連携・協働モデル 37

　　4　コンサルテーションモデル 37

　　5　メッセンジャーモデル 37

　　6　健診参加モデル 37

2-2　コンサルテーションの目的、クライアントの定義づけ 40

　　1　コンサルテーションモデルにおける対象者とは誰か 42

　　2　コンサルテーションの目的 43

2-3　リハビリテーションにおけるコンサルテーションモデルの進め方 ... 45

　　1　訪問する前に確認すること 45

　　2　訪問した時に把握すること 47

3	主訴を聞き取る	53
4	コンサルテーションとして行う行動観察	58
5	行動観察するうえで観察する際の自分の価値観を知る―主観と客観	68
6	行動観察後に確認をする	69
7	対応策を検討する	71
8	検討した具体案を提案する	76

2−4 コンサルテーションを提供するうえでの現実　80

1	使っている言葉が違う‼	80
2	自分の感覚で話を聞かない	80
3	「いつも」「必ず」「絶対」という言葉に気をつける	81
4	クライアントの風土	81
5	「苦労をわかってほしい」「育ってきたことを認めてほしい」	82
6	「ほかの子も見てほしいんですけど、だめですか?」	82
7	「ほかにもっとすべきことはないですか?」	83
8	「今日はすこぶる調子がよかった。別な日に来てほしい」	83
9	病院・施設で担当しているケース	84

第3章　事例―解決編

事例 1	『強がりな担任と弱気なコンサルタント!』	松本政悦	88
事例 2	『一方的なコンサルテーション』	松本政悦	91
事例 3	『相談対象者はひとりではない!』	本間嗣崇	93
事例 4	『認めてほしい担任と駆け出しコンサルタント』	松本政悦	96
事例 5	『学習指導要領に忠実な担任』	松本政悦	99
事例 6	『提案がまったく採用されない!』	本間嗣崇	102
事例 7	『保護者と担任の方針が全然違う!』	松本政悦	105
事例 8	『ルールがわからなかった!』	本間嗣崇	108
事例 9	『作業療法士が、何も言わずに帰って行った』	松本政悦	111
事例 10	『やさしい偏食指導』	松本政悦	114
事例 11	『虐待を受けていた子どものコンサルテーション』	松本政悦	117
事例 12	『子どもへの関わりが乱暴にみえた担任』	松本政悦	119
事例 13	『ほかの子もみてほしいんですけど…』	本間嗣崇	122
事例 14	『使っている言葉が違う!』	本間嗣崇	124

付録

巡回相談までのフローチャート	128
OTがコンサルテーションに持参する秘密の7つ道具	130

| 第 4 章 | 座談会「いまなぜ、コンサルテーションなのか〜作業療法士に求められる資質〜」133 |

> あとがき .... 岡田貴富　150
> コラム

①『どうしたら呼んでもらえますか？』 24／②『コンサルテーションとスーパーバイズ』 42／
③『診断と生活支援』 56／④『急がば回れ』 90／⑤『指導観に寄り添う』 107／
⑥『現場での表情やしぐさの出し方』 113／⑦『地域の学校で働く OT』 123／
⑧『ノンフィクション』 126

〜〜〜〜〜 事例に登場するコンサルタント（作業療法士） 〜〜〜〜〜

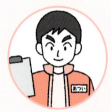

●熱井さん●
地域支援の経験 1 年の若手 OT。自信とやる気にあふれ、アツイ思いと情熱で地域の子どもたちのために駆け回っている。子どものことを考え始めると、視野が狭くなり「突っ走る」傾向があり、相談者や保護者の微妙な感情や思いに考えが及ばないこともある。趣味は休日のスポーツ観戦やツーリング。

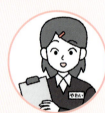

●柔井さん●
地域支援の経験年数 5 年目の中堅 OT。人あたりが柔らかくやさしい女性。相談者の話にも保護者の話にも丁寧に耳を傾け、情報収集することができる。相談者に安心感を与えることができる一方で、やや優柔不断・八方美人的なところがあり、関係者のそれぞれの思いに流されやすく、自分の判断を強く主張することが難しい。趣味はお菓子作り、読書。

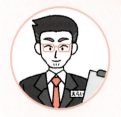

●偉井さん●
豊かな経験とたしかなコンサルテーション技術を備えるベテラン OT。学校教育の文化・風習の知識が豊富で、様々な視点から子どもを取り巻く状況の評価ができ、具体的で実行可能な提案を、その場で創出する能力にもすぐれている。後輩の指導育成にも力を注ぐ。

第1章

事例—失敗編

事例 1　強がりな担任と弱気なコンサルタント！ 失敗編

通常学級に在籍する小学1年生の翔くん。学年主任からは、授業中勝手にしゃべり始める、友だちにちょっかいを出すなど気になる行動があるのでと、訪問の依頼があった。コンサルタントの柔井さんが訪問すると、ベテランの男性担任は、クラスでの翔くんの行動には特に問題はないという…。

柔井：翔くんのことで相談を受けて伺いました。どんなことでお困りですか？

担任：≪きっぱりとした口調で…≫
私自身は特に困ってはいないんです。
学年主任から、翔くんのことで相談を受けるように、と指示がありましたのでご連絡しました。

柔井：そうなんですか…。
（取りつく島がないなぁ…）
では、翔くんはクラスではどのような感じなのですか？

担任：授業の内容は完全には理解できていないとは思います。
理解できない部分がありそうな時は、個別に声がけしたり、できる範囲で丁寧に説明したりといった対応をしています。ほかにもそのような子はいますし、特に翔くんだけに問題があるというわけではありません。

柔井：わかりました。
（うーん、話し合うきっかけがつかめないなぁ…）
では、とりあえず授業の様子を見せていただけますか？

担任はクラスの座席表も用意しておらず、積極的に相談をしたいという様子ではなかった。とりあえず授業場面を観察したところ、翔くんは明らかにクラスの中で目立つ存在であった。授業中突然、関係のない掲示物のことで担任に質問したり、勝手にプリントを配り始めたりしていた。プリントを配る際は友だちの頭をたたきながら移動していた。授業には集中できず内容は理解できていないようであった。

担任は特に動じることなく適度に注意して対応しており、

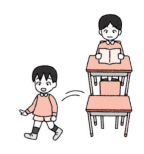

クラスメイトも翔くんを煙たがる様子はなく、「いつものこと」と感じている様子であった。

柔井：私から見て、授業中の翔くんは落ち着かない様子にみえました。やはりなんらかの対応・対策が必要なのではないでしょうか？
（なんとか相談のきっかけが作りたいなぁ）

担任：≪きっぱりとした口調で…≫
私としては、現在の対応で問題ないと考えます。
たしかに勝手に立ち歩く場面はありましたが、授業が中断することはないように配慮していますし、ほかの子どもたちにも大きな影響は出ていません。必要がある時に対応をするのが合理的配慮ですよね。

柔井：しかし、翔くんにとって授業内容は難し過ぎるようでしたし、教室の様々な刺激に、注意が奪われていたように私にはみえましたが…。

担任：≪さらにきっぱりとした口調で…≫
一斉授業の中で個別に対応するのには限界があります。私には、翔くんだけでなく、クラス全員の子どもに対しての責任があります。現在の対応以上のことは考えられません。

柔井：翔くんにとって有効な対応が、クラスのほかのお子さんの役に立つということもあると思うのですが…。

事後の話し合いで、柔井さんは、どうにかして話し合いのきっかけを作りたいと考え、自分が観察して得た内容をいくつか話してみた。しかし担任は同意する様子はなく、話し合いも最後までかみ合わず、結局なんら対応策や改善案を出すことはできなかった。柔井さんは自分の無力さをかみしめつつ、帰路に着いた…。

この事例は、なぜうまくいかなかったのか？

・担任が持っているであろう価値観と、柔井さんの価値観に相違があるかもしれないということに気づいていなかった
・自分が気になったところのみ指摘し、クラスの環境や子どもたちの長所に言及しなかった
・強く断定する担任の、言葉の裏にある考えが想像できていなかった
⇒（第2章；40、72頁を参照）

事例 2　第1章

一方的な
コンサルテーション

失敗編

とある幼稚園に在籍する、軽い運動まひと知的障害のある年長女児の未噛ちゃん。給食場面で落ち着きがなくなり他児と一緒に食事ができない、という担任からの主訴があった。駆け出しコンサルタントの熱井さんが訪問するが、未噛ちゃんの使っている椅子の不具合に着目してしまい…。

担　任：未噛ちゃんは給食の時にすぐどこかへ行っちゃうんですよね…。好きなものの時は食べるんですが、そうでないとすぐにどこか行っちゃうんです。もう少し、みんなと一緒に食べられるとよいんですけど…。

熱　井：あっ！　先生!!　私、気づきました！
　　　　未噛ちゃんの椅子が合っていませんねー。すぐに椅子を直しましょう！　姿勢は大事なんですよー。椅子が合わないと、手の操作にも影響しますし、うんぬん、かんぬん、ああだ、こうだ……。

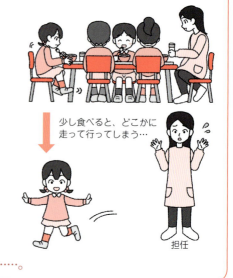

少し食べると、どこかに走って行ってしまう…

担任

　訪問したのは、地域支援に燃える若手のコンサルタント、熱井さん。未噛ちゃんに役に立つ支援をしたいと意欲満々。担任の悩みや希望を詳しく聞き取る前に、子どもを観察して、自分が気になること、自分が気づいたことから、あっという間に支援の方針を決めてしまった。

　熱井さんが気になったのは、椅子や机が未噛ちゃんの体型に合っていないということ。運動まひのある未噛ちゃんにとって姿勢の設定はとても大切である、と担任に説明し始めた。担任の納得できない様子には気づかず、自分の見解を一方的に説明しているが…。

第1章 事例2 失敗編

> 担　任：でも園にはほかの椅子はないし…。
> 　　　　未噛ちゃんが立ち歩くのは食事の時
> 　　　　だけなんですけど…。
> 熱　井：先生!! 違います！！！ 姿勢がこの
> 　　　　ままではだめですっ!! 椅子を調整
> 　　　　しなくちゃいけません！！！ この
> 　　　　場ですぐに直しましょう…。姿勢は
> 　　　　こうでなくてはいけません!! 未噛ちゃん用の椅子を保育園の備品で購入す
> 　　　　る検討も進めてください！！！

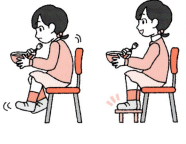

　アツくなりやすく、人一倍熱心な熱井さんはさらに詳しく姿勢の仕組みを解説し、その場で椅子の設定を調整し始めた。また、保育園の設備や備品購入の状況を聞き取ることなしに、未噛ちゃんのためだけの椅子の購入を強く助言した。
　……これ以後、この保育園からの依頼は来なくなった…。

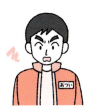

この事例は、なぜうまくいかなかったのか？

・その場で期待されている役割を踏まえずに実践してしまった
・相談相手となる保育士が抱えている悩みや声を聞こうとせず、自分の視点のみから課題を解決しようとしてしまった
・アツイ思いと情熱を前面に出し過ぎてしまった
⇒（第2章；40、43頁を参照）

| 事 例 | 第 1 章 |

3 相談対象者は ひとりではない！

失敗編

とある認可保育園。年少クラスの男の子、文寺くんの行動が少しゆっくりであったり、道具を使う場面で不器用さがみられたりするので、経験の浅い担任の相談にのってほしいとの依頼。駆け出しのコンサルタント熱井さんは、実際に文寺くんを観察したほうがよいと思い巡回相談を実施した。

≪お昼寝の時間に担任と主任、熱井さんの3名で短時間のケース会を行った≫

熱　井：よろしくお願いします。気づいたことを、これから話していきますね。今日は、ハサミ操作と給食の場面を見させてもらったのですが、文寺くんはほかの子たちより発達がゆっくりですね。作業療法士から見ても明らかです！

担　任・主　任：やはり、そうでしたか…。

熱　井：それから、あまり全体での指示も理解できていないようにみえました。文寺くんはとても困っていると思うので、保護者に適切な機関を紹介して、診断名をつけてもらったらいかがでしょう？ 専門的な評価や支援を受けられますし、今後は保育園・家庭・地域とで、文寺くんを支えていきましょう！
（オレ、今日は OT として、すごく良い提案をしているな…）

担　任：熱井先生の「みんなで文寺くんを支えていく」って素敵だと思いました！

主　任：≪不安そうな表情で≫
あのー、保護者は文寺くんに課題があると感じていないか、または課題があると認めたくないような節があるんです。保護者とトラブルになるのは絶対に避けたいのですが、どのように伝えたらよいでしょう？

主任

熱　井：（主任はオレの提案に不満なのか？ 保護者の意向より、文寺くんが生活しやすくなることが絶対に最優先でしょ！ でもここは、極力平常心を保って…）
そうですね。このような子は、できるだけ早く専門的なところでみてもらったほうが、力を伸ばせるかもしれないと伝えたらいかがでしょう？ あるいは、早期療育を受けて発達が追いつけば途中でやめればよいとか…。あとは『お助けグッズ』の購入をお願いするのもよいかもしれません。

担　任：わかりました！ 保護者にお伝えしたいので、『お助けグッズ』をできるだけ

たくさん教えてください。あと受診の話も、明日保護者に持ちかけてみます。
≪熱井さんは、自助具カタログや作り方の冊子を、担任に見せて説明を始めた≫

主　任：≪さらに不安そうな表情で≫
この件はデリケートな問題だから、私は慎重にことを運んだほうがよいと感じるんですが…。熱井先生、これって考え過ぎですかね？

熱　井：いやいや「善は急げ」ですよ、主任！　文寺くんのためです。すぐにやりましょう！

文寺くんの生活が絶対に一番！

この事例では、自助具をはじめとした環境設定をしなくちゃ！　診断名がつけば、各種制度も使えてメリットがたくさん！

そのためには、何がなんでも保護者を説得するべきさ！

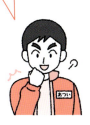

翌日、保育園ではちょっとしたトラブルが…。
≪あせった表情の担任が、主任のもとへと走ってくる≫

担　任：主任〜！　昨日アドバイスをもらったとおりに、保護者に『お助けグッズ』の購入を勧めたんです。そこまではよかったんですが、専門機関の受診を勧めたら、表情が一変して「うちの子にその必要はありません!!」って怒られちゃいました。私もあせってしまって、つい「OTさんから、早くしないと手遅れになると言われたんです」と伝えたら、余計に「手遅れってどういうことですか？」と、火に油を注いでしまいました…。

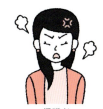
保護者

主　任：それは困ったわね…。なんだか、昨日はあまり良いアドバイスをもらえなかったみたい。こんなことになるなら、もう外部の方に相談をお願いするのは、控えたほうがよいかもしれないわね。

この事例は、なぜうまくいかなかったのか？

・担任、主任、保護者、それぞれについてアセスメントする必要があるのに、結果を残そうとし過ぎるあまり、担任に限定して対応してしまった
⇒（第2章；43、48、72、73頁を参照）

事例 4

認めてほしい担任と駆け出しコンサルタント　失敗編

第 1 章

とある幼稚園から、年中男児に関する相談。集団の活動になかなか参加できず、落ち着いて行動できない曽和くん。園では加配のスタッフを配置して、苦労しながら個別に対応している。今回訪問したのは、まだ経験が浅いコンサルタント熱井さん。

ケース会での熱井さんと担任の会話を、コンサルタント（熱井さん）の目線で聞いてみると…。

熱　井：今日、見学させていただいて、曽和くんが幼稚園で集団にうまく適応できていないことがよくわかりました。一緒に対応策を考えていきましょう！
（さあ、はりきって役に立つアドバイスをするぞー!!）

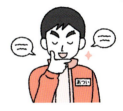

担　任：はぁ…。あの…、これでも以前に比べれば、とても落ち着いてきていると思うのですが…。

熱　井：そうかもしれません。でも、私にとって曽和くんは初対面ですし、大切なのは、今後どのような対応をしていくかということだと思います。
（過去を振り返るよりも、未来に向かっての指針を示すことがオレに求められている使命だ!!）

担　任：そうですか…。わかりました、よろしくお願いします。

熱　井：まず、曽和くんが落ち着かないのは、周囲の刺激が多すぎて情報を処理しきれず、覚醒のコントロールができなくなっている可能性があります。そのために、前庭-固有系の自己刺激を入力して、覚醒レベルを自分でコントロールしていると思われます。
（曽和くんの問題点の分析を、できるだけ詳細に解説できることがまず大切！　オレは有能な専門家なんだから!!）

担　任：そ、そうなんですか…。

熱　井：刺激を減らすことが大切なので、曽和くんが落ち着いて過ごすことができる場所を作りましょう。

（さらに、方針や対応も同時に提示!!）

担　任：はぁ…。そうは言っても…。

熱　井：あと、給食は自分で食べているので介助箸も導入しましょう。曽和くんの不器用さが改善されるかもしれません！

（よしっ！具体的な提案もできたし、今日のコンサルテーションは上出来だ！）

担　任：はい…。職員で対応を検討してみます…。

同じ相談を、今度は担任の思いを交えて、対象者（担任）目線で聞いてみると…。

熱　井：今日、見学させていただいて、曽和くんが幼稚園で集団にうまく適応できていないことがよくわかりました。一緒に対応策を考えていきましょう！

担　任：はぁ…。あの…、これでも以前に比べればとても落ち着いてきていると思うのですが…。

（私たちは半年前から苦労して曽和くんに対応してきて、曽和くんなりに成長もしてきている。そこを見てほしい、認めてほしいなぁ…）

担任

熱　井：そうかもしれません。でも、私にとって曽和くんとは初対面ですし、大切なのは、今後どのような対応をしていくかということだと思います。

担　任：そうですか…。わかりました、よろしくお願いします。

（いままでの方針が間違っていなかったという、確証がほしかったんだけれども…）

熱　井：まず、曽和くんが落ち着かないのは、周囲の刺激が多すぎて情報を処理しきれなくなるために……〇×△□◎●……そのため……◎□●〇△×……。

担　任：そ、そうなんですか…。（何を言っているのかまるでわからないわ…）

熱　井：刺激を減らすことが大切なので、曽和くんが落ち着いて過ごすことができる場所を作りましょう。

担　任：はぁ…。そうは言っても…。（園には余分なスペースはないなぁ）

熱　井：あと、給食は自分で食べているので介助箸も導入しましょう。曽和くんの不器用さが改善されるかもしれません！

担　任：はい…。（食事では特に困っていないのだけれど…）

職員で対応を検討してみます…。

（今日のアドバイスはまったく役に立ちそうにないなぁ…）

担任目線ではまったくうまくいっていないコンサルテーションであった…。

この事例は、なぜうまくいかなかったのか？

・担任の「思い」を推測したり、寄り添ったりすることなしに、性急に自分の考えを述べ、方針を押しつけてしまった
・子どものできないことのみを評価し、「できていること探し」をしなかった
・幼稚園の環境や資源を調べる前に、一方的に対応策の提案をしてしまった
⇒（第2章；40、65頁を参照）

事例 5

学習指導要領に忠実な担任

失敗編

> 通常学級に在籍する小学2年生の変字くんは、知的発達がボーダーラインで、書字に苦手さがある。保護者から相談があり、最近学校に行きたがらなくなって困っているという。担任の学習面での指導が厳しくて自信をなくしているとのこと。中堅コンサルタントの柔井さんが母親の話を伺った。

保護者：息子は最近毎朝、学校に行きたくないと言うんです。学校での勉強がつらいらしくて…。授業中はノートをほとんど書いていなくて、宿題は泣きながら、2時間かけて漢字ドリルをやっています。担任の先生は、漢字のハネ、ハライを厳しくチェックして添削するんです。

柔　井：それは変字くんにとってつらいことですね。授業のノートやドリルを見せてもらえますか？

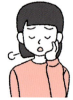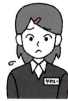

保護者

　国語のノートを見せてもらうと、誤字が多く、字体がくずれて読みにくい文字であった。また頁の中で書く場所がまちまちだったり、頁飛ばしがあった。漢字ドリルは枠の中にきちんと書くことが難しく、ハネ、ハライなどの細部の誤りを先生に赤ペンで修正され、何度も書き直していた。算数のノートは筆算で桁を間違えたり、数字の書き間違い、読み間違いが多かった。

　1年生の時の担任は変字くんの苦手さを理解しており、文字の細部で間違えていても大目にみて正解としてくれていたし、ノートや連絡帳を書くことも免除してくれていた。2年生になって厳しい担任に変わったことで、負担感が増加したようだった。

　柔井さんは保護者からの依頼で、学校の授業の様子を見学することにした。

第1章 事例5 失敗編

柔井さんが学校を訪問して、担任と話をしてみると…。

柔 井：今回はお時間を取って、見学を受け入れていただきありがとうございます！　変字くんの学習課題の見通しについて、相談させていただきたくお伺いしました。変字くんは、書くことに困難さを抱えています。板書や漢字のドリルや宿題で、個別の対応をしていただくことはできないでしょうか？

担 任：個別対応ですか？　変字くんに書くことの苦手さがあることは知っています。そもそも小学校学習指導要領では、「漢字の指導においては、学年別漢字配当表に示す漢字の字体を標準とすること」と定められています。ですから、決められた字体に基づいて指導する必要があります。教師には、担当している子どもたち全員の学習についての責任があるのです。

柔 井：し、しかし、変字くんにとって、板書をしたり、正確な漢字を書くことはほかの子の何倍もの努力が必要だと思われます…。

担 任：丁寧に時間をかけて取り組めば、変字くんも正しい文字を書くことができています。ということは、あきらめずに取り組めば、少しずつでも変字くんのペースで学習することができるのではないですか？　私は子どもの可能性について、あきらめるつもりはありません。

担任

話し合いは平行線のまま、時間だけが過ぎていった…。

この事例は、なぜうまくいかなかったのか？

・担任が責任を持っている教育内容と、柔井さんが目指している支援にズレがあった
・「学校では個別対応をしてくれていない」という前提で話をしてしまった
・最初から方針のみを示し、専門家の評価や判断をわかりやすく説明する工夫と努力を怠ってしまった
⇒（第2章；49、72頁を参照）

13

事 例
6

第1章

提案がまったく
採用されない！

失敗編

年度当初に、とある小学校の教育相談コーディネーターから、特別支援学級の富蘭くん（小学5年生男児）が個別の学習になかなか取り組めないので、相談にのってほしいと依頼があった。担任は50代の男性教員で、今年度初めて特別支援学級を担任するとのこと。今回は、中堅のコンサルタント柔井さんが巡回相談を担当した。

巡回相談当日は、担任と1対1での個別の学習場面などを観察。そこでは、低学年の漢字ドリルや100マス計算などのプリント学習を中心に行っていた。しかし、富蘭くんは自信がなさそうな表情をすることが多く、10分もすると文房具や椅子で遊び始めたり、離席して教室の外に出て行ってしまった。その反面、体育では活発に体を動かし笑顔も多くみられた。図工でもペーパークラフトに熱心に取り組み、30分間着席していることができた。

≪放課後に、担任と柔井さんの2名でケース会を行った≫

柔　井：今日はありがとうございました。さっそくですが、担任の先生は富蘭くんのことをどう思っていますか？

担　任：今年受け持ったばかりなので正直わかりません。
（どう思うと聞かれても…。具体的な質問でないと答えにくいなぁ）

柔　井：個別の指導計画には、どのようなことを盛り込んで指導されていますか？

担　任：昨年度の担任が作成した計画に沿って、漢字ドリルや計算を指導しています。（本当は、富蘭くんには難しいから、別のことを指導したいんだけど…）

柔　井：（富蘭くんには難し過ぎる計画になっているのは明らかなのに…。今日はアセスメントの方法を詳しく説明したほうがよさそうだわ！）
そうですか。では、今日はできるだけ子どもの実態把握の方法を、理論的、具体的にお伝えしますね。例えば△△プログラムにのっ取って考えればー（中略）ー。
≪担任は、柔井さんが話す内容を熱心にメモに取る≫

担　任：（言われていることはよくわからないけど、とりあえずメモだけは取っておこう…）

第1章 事例6 失敗編

柔　井：―（中略）―などの具体的な支援
　　　　法を行うのはいかがでしょうか？
担　任：はい、そうですねぇ…。
柔　井：（質問も出ないしすべて理解して
　　　　もらえたんだわ。担任は熱心そう
　　　　だから、また来て、もっと解説し
　　　　てあげたいなぁ…）

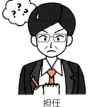

担任

柔　井：あのー、よろしければ、また再来週あたり様子を見に来てもよいですか？
担　任：（また来るの⁉　担任としてやらなければならないことも、まだ手探りなのに…。今日の内容だってチンプンカンプン…。ここはやんわりお断りしよう…）
　　　　え、えっと…。再来週は、学習発表会がありますので…。
柔　井：では、学習発表会が終わった次の日にしましょうか。では、また再来週！
担　任：はい…。よろしくお願いします。（ちょっとは顔色と空気を読んでくれよ…）

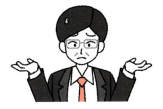
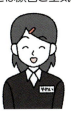

《学習発表会が終わった翌日に2度目の巡回相談を実施。授業には柔井さんが前回話した提案が、何ひとつ取り入れられていない》

柔　井：あっ、あのー、富蘭くんの様子で何か良い変化はありませんでしたか？　前回私が来た時に、具体的な支援法をたくさんお伝えしたと思うんですけど…。
担　任：いやー、特段変わったところは…。
　　　　（どんなことを話していたっけ？　忙しかったからメモを見ないと思い出せない…）
　　　　柔井先生がおっしゃったことも専門的でとても良いとは思うんですが、私には少しハードルが高くて…。私のほうでもまずは保護者と相談して、個別の指導計画の修正をしたい箇所が前からありまして…。

15

柔井：そうでしたか…。では、また出直してきます。

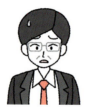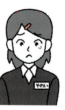

この事例は、なぜうまくいかなかったのか？
・担任の知識や経験、理解力などのアセスメントが不十分であった
・担任が実施できない支援法を提案してしまった
・担任の思いを汲み取る作業をおざなりにしてしまった
⇒（第2章；47、51、52、73頁を参照）

事例7　｜　第1章

保護者と担任の方針が全然違う！

失敗編

小学2年生の通常学級に在籍する湯栗（ゆくり）ちゃん。明るく活発な女の子だが、知的発達レベルは境界域で通常学級の授業についていくのは難しいとのこと。担任から、専門的な見解を保護者に話してほしいとの依頼があって学校訪問を実施した。コンサルタントは中堅コンサルタントの柔井（やわい）さん。

担　任：お母さん、湯栗ちゃんはほかの子の勉強のペースについていくのが難しい状況です。個別指導の時間を多くして、自分に合ったペースで学習を進めたほうが、湯栗ちゃん自身の学習には有効だと思います。

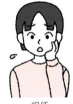
担任

保護者：この子の在籍は、引き続き通常学級でお願いします!!　この子自身も特別支援学級に行って友だちと別れるのはいやだと言っています。
それに、授業の苦手な部分でもわかるように教えてくれるのが、担任の仕事ではないのですか!?

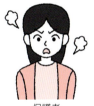
保護者

　担任は、湯栗ちゃんが授業のスピードになかなかついていけないことから、個別に声がけをしたり、丁寧な説明などを試みてきた。しかし今後は、通常学級で他児と同じペースで学習していくことは難しいと判断している。保護者には再三にわたり学習が難しい状況を説明し、特別支援学級に転籍かあるいは個別の取り出しの時間を増やしたいと提案してきた。しかし保護者は、これまで同様に通常学級に在籍して学習させたい、と強く主張。強硬な保護者の要望と担任の考えは平行線をたどり、溝はまったく埋まらなかった…。

（授業を観察した柔井さんの判断は…）

柔　井：授業中の湯栗ちゃんは内容がわからなくて困っているのが明らかだ。湯栗ちゃんの発達検査結果をみても通常学級の授業についていくのは難しそう。湯栗ちゃん自身の今後の学習を考えても、自分に合ったペースで学ぶ必要がある！先生の言うように個別的な支援が濃厚に受けられる環境が

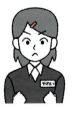

17

> いいはず。保護者には外部専門家から「専門的な検査結果をもとにした判断」であるとお伝えしてもらい理解を促そう!!

　柔井さんはこのように判断して、専門家の意見があったことを踏まえて、担任と保護者とで再度面接を行ってもらった。しかし保護者はさらに態度を硬化させて、この提案をまったく受け入れてくれなかった。担任は、通常学級の授業では十分な個別指導の時間が取れないことも伝えたが、保護者の頑(かたく)なさは増すばかりであった。
　また「その判断は、どこの外部専門家によるものですか!?」という保護者の剣幕を受けて、柔井さんが勤める施設が保護者に伝わり、保護者から所属先へ抗議の電話がかかってきた。柔井さんの上司からは、「こんなに大変なら地域支援をやめるか？」という話まで出されてしまった。

この事例は、なぜうまくいかなかったのか？

・担任は悩みや不安を抱えて、前のめりの感じで相談に臨んでいる。外部専門家がこれに一緒に巻き込まれている。適度な距離を保ち、冷静な判断が必要であった
・保護者の言葉の裏に隠れている思いや意図、状況などを推測できていない
・そのために、訪問している外部専門家が単独で拙速に判断している
・保護者には、正しいと思うことを伝えることだけが正解ではなかった
⇒（第2章；42頁を参照）

第1章

事例 8

ルールが
わからなかった！

失敗編

とある幼稚園の担任から、年長クラスの女児、紀万里ちゃんが、教室での活動に一緒に参加できないので相談にのってほしいと依頼があった。紀万里ちゃんに診断名はついていないが、保護者は療育センターの利用も検討しているとのこと。今回は、駆け出しのコンサルタント熱井さんが巡回相談を担当した。

　この幼稚園の園長は、『のびのびと遊ぶこと』と『集団の中でのルールを守ること』を大切にした幼児教育を実践している。例えば「晴れた日は屋外で必ず遊ぶこと」「廊下や階段は右側を歩くこと」などのルールが園では定められていた。

　教室でのお集まりでの活動は口頭指示での説明が中心で、紀万里ちゃんは足をモゾモゾさせたり、チラチラと視線を移したりして、どうにか我慢して座っているようにみえた。熱井さんは、紀万里ちゃんが動きや感覚の入力を求めている（感覚探求行動）ために教室にいられないという仮説を立て、ホールに移動して個別に関わってみることにした。ホールには大きなトランポリンがありそれを目にしたとたん、紀万里ちゃんは走り出した。

紀万里：せんせい、やりたい！　ピョンピョンピョン！
担　任：ごめんねー。やりたいよねー。でも、今日は晴れてるからできないの。
　　　　≪紀万里ちゃんは、なぜトランポリンができないのか理解していない様子≫
熱　井：先生、紀万里ちゃんの要求がしっかり出ているのでトランポリンをやりましょう！　今日だけは特別ということで！
　　　　子どもとの信頼関係をもっと築きましょう！
　　　　（紀万里ちゃんは感覚が入ることを求めているから、絶対良い表情で遊ぶはずだ！）
担　任：えっ、でもー、あのー、そのー、じゃあ、少しだけ…。
　　　　≪園児たちがホールの外から笑顔でトランポリンを飛ぶ紀万里ちゃんを見ている≫
（園児たち：今日は外で遊ぶ日なのに、ずるーい！）

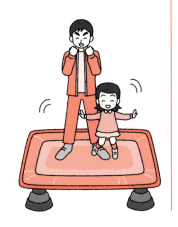

≪紀万里ちゃんに熱中し過ぎて熱井さんには、この園児たちの声が聞こえていない…≫

熱　井：紀万里ちゃん、とっても良い表情ですね！ やり取りもできています。こんな感じでクラスの活動の合間に、気分転換やごほうびとしてトランポリンをしてみてはどうですか？ 先生との関係性もきっと良くなりますよ。そして、教室にいられる時間を10、20分と徐々に長くしていけたらよいですね。

担　任：そうですね…。こんなに良い表情だし少し検討してみます。

熱　井：何かあったら、またご連絡ください。

（これで一件落着。オレって才能あるかも）

巡回相談の翌日も晴天。紀万里ちゃんは教室での活動に耐えられなくなり、担任にトランポリンがしたいと訴えた。担任が断ると教室内で大泣き。事態の収拾がつかないので担任と紀万里ちゃんはホールへと向かう…。

紀万里：せんせい、やりたい！ ピョンピョンピョン！

園児たち：せんせ〜いっ!! なんで、紀万里ちゃんはトランポリンしていいの〜？ トランポリンは雨の日だけのお約束でしょ？ 昨日も紀万里ちゃんだけやってたし、ズルいよ〜。

担　任：あのね、そのね、えーっとね…

（んー。なんて説明したらよいのかしら…。困ったわ…）

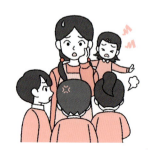

≪その日の夕方、熱井さんの所属先に園長からの電話がかかってきた≫

　その電話内容は…

『そちらのコンサルタントのアドバイスが、私どもの園のルールをくずし、園児は混乱、担任は深く悩んでおります！ また担任が、園児と信頼関係を築けていないとも取れる発言をされたそうですね。これはいったい、どういうことですか？ 担任はご両親から信頼を得て頑張っているんです！ 今回の件で担任はとても落ち込んでおりますが、この責任はどう取っていただけますでしょうか…』

　熱井さんにとっても、なんとも後味の悪い結果となってしまった…。

第 1 章 事例8 失敗編

この事例は、なぜうまくいかなかったのか？

・施設のソフトの側面の把握（今回でいえば遊びに関するルール）が不十分であった
・対象児の行動観察と発達的視点での分析が不十分であった
・作業環境の分析（今回でいえば、ほかの園児との関係）が不十分であった
⇒（第 2 章；58〜68、82 頁を参照）

事例 9　作業療法士が、何も言わずに帰って行った　**失敗編**

第1章

作業療法士の中堅コンサルタント柔井さんが担当している小学1年生の走琉くん。幼児期から多動傾向が目立つお子さんで、幼稚園時代から集団の活動にはなかなか参加できなかった。作業療法の時間も、好きな遊具に好きなだけ乗りたがり、柔井さんが思うような関わりはなかなかできていない。柔井さんは、走琉くんが学校で落ち着いて学習できていないのではないかと心配しながら学校を訪問したが…。

観察したのは算数の時間。柔井さんの頭の中を覗いてみよう。

（柔井さんの心の声）：（あれ⁉ いつもはあれだけ動いて集団内ではとても目立つ走琉くんなのに、どこにいるのかわからないほど落ち着いて座っている‼ どうしてー⁇）

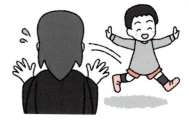

（ははぁ…走琉くんの席は教室の真ん中の列の前から2番目。あの位置なら走琉くんの様子が先生からよく見える。走琉くんはよくわからない時には周りの子を見て真似している。隣の女の子は世話焼きタイプで走琉くんに教えてあげている…。クラスメンバーの席順に配慮しているんだ…）

（授業の中盤、走琉くんが黒板ではなく壁際の掲示物をボーッと見ている。長い時間、続けて黒板に集中し続けるのは難しいんだろうなぁ…。あっ、担任がさりげなく話しかけて、走琉くんの注意を引き戻している！ いいタイミングだわ！）

担　任：（子どもたちに）ではこの黒板をノートに書き写してください。"お助けシート"を使いたい人は、ここに取りに来てください。

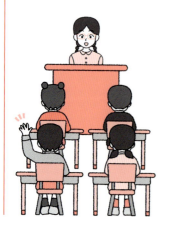

第1章 事例9 失敗編

（柔井さんの心の声）：（「お助けシート」は黒板と同じ内容が書いてあって、一部だけ空欄になってる…。これで板書の負担を減らしているんだ…。走琉くんは迷わず「お助けシート」を使っている。でも、ほかにもシートを使っている児童がいる！ これなら走琉くんだけがという不公平感がない。これが〝授業のユニバーサルデザイン〟っていうやつ!?

……それにしても、この授業は楽しそう！ 子どもたちもみんな集中してる。「無理して頑張る」のではなく「楽しくて興味を持って」参加している。先生はクラスの中でオーケストラの指揮者みたいだ…。すごいなー！）

見学の後の話し合いで…

担　任：走琉くんのようなタイプのお子さんはこれまであまり担任したことがないので、試行錯誤しながら授業を進めています。この対応でいいのか、確信があるわけではありません。どう改善したらいいか、専門的なお考えを聞きたいです。もっとできることがあるのではないかと思っているんです。

柔　井：あの…、ええと…（ええっ！ どうしよう!? とても良い授業だと思ったけれど、どうしたらいいかなんて思いつかないよー！ でも私は専門家だし何か役に立つことを言わなきゃいけないし…困ったー!!）…な、何もありません！ 今日のままでよいと思います。私は学校のこと、わからないので何も言えません。今日見た様子を職場に報告して、次回お伺いする時にお答えできるように準備いたします…。

今日はありがとうございました！ 失礼します！

役に立つコメントがまったく言えなかった柔井さんは、とても落ち込んでしまった…。

23

この事例は、なぜうまくいかなかったのか？

訪問した場所で、すでに実施している取り組みで十分という場合もありうる。しかしこの事例では、次の点でコンサルテーションの仕事を果たしていない。

- OTの観点でどこが評価できるか解説していない
- 将来必要となるかもしれない支援について検討していない
- 今後考えられるリスクを検討していない

結局、柔井さんは「何も言わなかった」のではなく「何も言えなかった」のである。
→（第2章；71〜78頁を参照）

コラム① 「どうしたら呼んでもらえますか？」

「どうしたら地域の学校に呼んでもらえますか？」「どうやったら地域の巡回相談に行けますか？」このような質問を受けることは少なくない。保育所等訪問支援は別として、相談者から巡回相談の依頼が来ることは、なかなか少ないのかもしれない。その点で、保護者や子どもたちが待っていても来てくれる療育施設とは異なる。語弊があるかもしれないが、巡回相談には、時に手繰り寄せる仕掛けが必要だ。

まずは、所属先がOTを派遣するために使える制度や地域で使用可能な制度を調べることが重要だ。そしてある時は訓練室を飛び出して、OTの巡回によるメリットを、営業職のように宣伝しなければいけないかもしれない。それは例えば、休日に参加した多職種との勉強会での自己紹介の時間や、地域の保育園や幼稚園、学校、親の会から依頼された講師業務の中ででもよい。またある時は、上司に相談して、地域の教員や保護者向けの公開研修会を、こちらから企画してもよいかもしれない。地域で多職種と、勉強会を開催するのも悪くない。

これらの関わりを通して、「OTの顔を知っている」「OTと話したことがある」「OTならこんなお願いができるかも？」といった素地を作れると「OTに相談してみよう！」という心理的なハードルはぐっと低くなる。もしその結果、OTのもとにひとつでも案件が転がり込んだら、あとは全力投球！ 理由は簡単。巡回相談が増える一番の要因は口コミだからだ。教員の口コミ、保護者からの口コミは、何よりも波及・宣伝効果が高い。

療育施設のOT業務が大変なのは重々承知の上。ただそれ以上に、地域の特別支援学級だけでなく、通常学級にもOTへの潜在的ニーズを持った子どもたちが、支援を待っている。まずは私たちがフットワークを軽くして、コンサルテーションという作業療法に出てみませんか？

（本間）

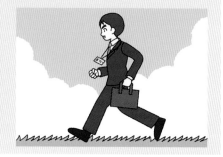

事例 10　第1章

やさしい偏食指導

失敗編

幼児期から偏食傾向が強かった編書くん。小学4年生になった現在でも牛乳を飲むことができない。駆け出しコンサルタントの熱井さんは、担任から給食時の対応について相談を受けた。

　子どもの立場をなにより優先して考える熱井さんは、嫌いな食べものを無理やり食べさせることが許せない。実はこれには自分の小学校時代「給食を全部食べ終えるまでは外で遊んではいけない！」と、厳しい指導を受けた経験が多分に影響している。野菜嫌いだった熱井さんは、このために休み時間を何度フイにしたことか…。「子どものためなら担任と戦ってやる！」と決意して学校に向かった。

　さっそく給食場面を観察した熱井さんは、自分の時代に比べて、教室全体の雰囲気が好き嫌いに寛容になっていることに気がついた。生徒は食べ始める前に、食べきれないと判断したメニューを大鍋に「返却」することが許されている。逆にもっと食べたい子どもは、自分でおかわりをよそうこともできる。給食を残したとしても、厳しく責められることもない。

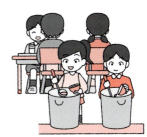

　編書くんも、他児と同じように自分の食べられるメニューのみを食べていた。牛乳パックにはストローを差したが口をつけることはなく、下膳の時に中身を捨てていた。しかし、捨てる時に少しだけ悲しそうな表情をしていた…。

≪見学後の話し合いで…≫

熱　井：全体的に、クラスの給食の様子はとても良かったと思いますよ！　自分で判断して、食べるメニューと量を決めていましたし、食べることをつらそうにしている子どもは、ほとんどいなかったと思います。

担　任：ありがとうございます。最近は無理にでも、全部食べさせる指導をする担任は減ってきているように思います。

熱　井：偏食の原因は単なる「好き嫌い」ではなく、「感覚調整の苦手さ」である可能性もあります。つまり、多くの人に比べて味覚が鋭いとか、感じ方に偏りがある結果、食べるメニューが制限されてしまうという可能性があるのです。編書くんは幼児期から偏食が非常に強かったので、これが当てはまる

ケースと思われます。みんなと同じものを同じくらい食べるように強いることは、非常につらい経験になると思います。

担 任：その点は配慮しているつもりです。でも編書くんは、牛乳を飲めるようになりたがっているような気がするんです。

熱 井：たしかに編書くんは牛乳を捨てることがつらそうでした。しかしそれは、「もったいない」ことをしなければならないことが悲しかったのではないでしょうか？ 現在は多様性が尊重される時代です！ 飲みものは牛乳以外にもたくさんあります!! 給食に牛乳しか出さないのは大人の都合です！！！

担 任：そうでしょうか…？

熱 井：だから、最初から牛乳を配らなければいいのです！ ほかのメニューと同じように、飲みたい子どもが編書くんの分の牛乳を飲めばいいのではないでしょうか？

担 任：そうすることも可能です…。でも、それだと編書くんの可能性も奪ってしまう気がするんです…。

熱 井：そんなことはありません!! 大切なのは多様性を認め、許容することです!!

熱井さんは持論を強く主張した。しかし、後日書かれた編書くんの作文には…。

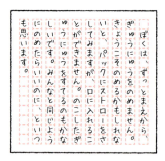

ぼくは、ずっとまえから、ぎゅうにゅうをのめません。きょうこそのめるかもしれないと、パックにストローをさしてみますが、口に入れることができません。のこしたぎゅうにゅうをすてるのもかなしいです。みんなと同じようにのめたらいいのに、といつも思います。

この事例は、なぜうまくいかなかったのか？

・感覚に関する専門家の「常識」に固執して、自分の判断を狭めてしまっている
・担任と子どもの心の声に寄り添っていない
　熱井さんは結局、多様性が重要と言いつつも、子どもの多様性に適応できていない
　自分の主観に気づかず現場の問題と分けることができなかった
→（第2章：自分自身の「価値観」が評価に大きく影響することについては 68頁参照）

事例 11

第1章

虐待を受けていた子どものコンサルテーション 失敗編

保育園の年長男児、多々くんについての相談。園の主訴は「ほかの子をなぐってしまうので、どう対応したらよいか？」というものであった。今回は、中堅のコンサルタント柔井さんが巡回相談を担当した。

≪園に到着すると、柔井さんはさっそく、園長と面談した≫

園　長：多々くんは母子家庭の一人っ子で、お母さんはパートで働いているんですが、仕事のかけ持ちをしていて忙しいんです。朝も早くから、夜は遅くまで仕事をしているようです。お母さんは、多々くんに厳しくて時々大声で叱っています。お迎えに来た時になど、少しでも支度が遅いと「早くしな！ バカヤロー」ってどなったり…。片づけができていなかったりすると、多々くんの頭を小突いたりするんです。家でもお母さんにたたかれるようで、多々くんは時々、アザを作って登園します。

柔　井：先生、それは虐待ですよ！ どうしてそんな状態なのに放っておくのですか⁉

園　長：放っておいているわけではありません！ 保健センターと子ども家庭支援センターと連携して、定期的に会議を開いています。

柔　井：あ…、そうだったんですね。

園　長：今日相談したかったのは、多々くんのお母さんのことではなくて、多々くん自身の暴力のことなんです。多々くんは時々、ほかの子をなぐってしまうんです。こんな場合はどうしたらよいでしょう？ 多々くんも日々傷ついているのはわかるんです。わかるんですが、だからといって、ほかの子をなぐっていいということにはならないですよね…。

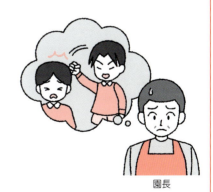

園長

柔　井：園長先生、虐待を受けているお子さんは愛情不足なんです。だから、心が荒

27

れてしまうんです。それが乱暴な行動につながってしまうんだと私は思います。だから先生方は、多々くんに優しく接してあげることが大切です。多々くんを愛情を持って育ててあげてください。

園　長：柔井さん、お言葉ですが、私たちは、担任を含め、職員全員で愛情を持って育てています！　私たちも多々くんにたたかれたり、蹴（け）られたり、暴言を言われたりしています。それでも、職員は誰も文句を言いません。彼の境遇がわかっているからです。でも多々くんは、ほかの子どもたちに暴力をふるってしまう。なぐったり蹴ったりしてしまう…。これは、いったい、どうしたらよいのですか？　まだ私たちの愛情が足りないのでしょうか…。

≪園長は涙を流す≫

柔井さんは何も言えなくなってしまった……。

この事例は、なぜうまくいかなかったのか？

・一般的な理屈を述べただけで、現場で何が進行しているか把握しようとしなかった
・現場で苦労していること、工夫していることを確認せずに持論を展開してしまった
・言葉の使い方ひとつで、相手が未熟である、相手が取り組んでいないというメッセージを与えることに気づいていなかった
⇒（第2章；41頁を参照）

第 1 章

事例 12

子どもへの関わりが乱暴にみえた担任

失敗編

幼稚園からの巡回相談の依頼があった。年中のクラスが落ち着きがないので見てほしいという。相談に向かったのは、駆け出しコンサルタントの熱井さん。

熱井さんが案内されたクラスは、全体的に落ち着きがなく、常にざわついている雰囲気であった。熱井さんがクラスを見学していると、ちょっとした出来事が……

> 担　任：（大きな声で）みなさ〜ん！ お集まりが始まりま〜す‼ 遊びをおしまいにして集まってくださ〜い‼

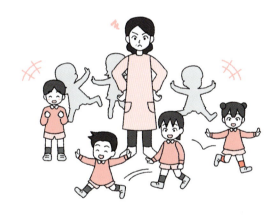

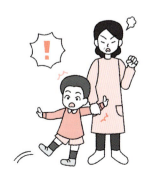

しかし子どもたちはまったく聞こえていないようで、なかなか静かにならず、集合もしない。何人かの子どもは全速力で室内を走り回っている。担任の表情がこわばってきた。その時、一人の男児が大声を出しながら担任の前を駆け抜け、ドアを開けて廊下に出ようとした。担任はその子の腕をガシッ！ とつかんでグイッ！ と引き戻し、とても強い口調で「いい加減にしなさいっ‼」と怒った。

男の子は引っ張られた拍子に後ろ向きに転んでしまい、大声で泣き出した。ほかの子も驚いて様子を見ている。ク

29

ラスがシーンとなった。

熱井：ああっ！（危なかったな〜。先生やりすぎ!! 慎重さが足りない！！！ そもそもクラスに落ち着きがないのは先生の指導力不足なんじゃないの!? これはしっかりコメントしておかなくちゃ……）

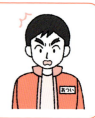

見学終了後、熱井さんは担任と園長の3人でフィードバックの時間を設けてもらった。

熱井：先生、子どもが転んでしまった時の、あの対応。あれは危険です！ 虐待のリスクもありますよ！ 絶対やってはいけない、不適切な対応です!!
担任：え、あの……
熱井：クラスの子どもたちには先生の声が届いていないようにみえました。そもそも、先生との信頼関係ができていないので、子どもたちは指示に従うはずがありません！
担任：そ、そんなっ…！！！

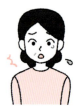
担任

担任は大粒の涙を流し、止まらなくなり退席してしまう。
担任が退席した後、園長が静かに話し始めた…。

園長：実は、あの先生は、普段はあのような対応をする方ではないんです。1カ月前からご主人が急病になられ、入院生活を送っています。ご自身のお子さんが高校受験ということもあり、家庭がてんやわんやしています。
熱井：えっ…！ プライベートがそんな状況だったのですか!?（何も知らずに、あまり厳しいことを言い過ぎたかもしれない…）
園長：クラス自体の落ち着きのなさは4月からあまり変わっていなくて、担任として、うまくできていないと悩んでいたところだったんです。しかも、先週の保育参観の後、親御さんたちから少し厳しいお手紙もいただいていて、さら

園長

に落ち込んでいました。本当に一気にいろいろなことが重なっていて…

熱井：……（担任自身にもうまくいっていない自覚があって、思い悩んでいたのか……。担任の考えを聞く前に不適切な点のみを強く指摘してしまったわけだ…。反省…）

園長：もちろん、だからといって、子どもに対して不適切な対応をしてよいということにはなりません。でも担任の先生には、あまりにもたくさんのことが重なって起こってしまっていて、個人的には同情してしまいます……。

熱井さんは言葉がなくなり、うつむくだけになってしまった……。

この事例は、なぜうまくいかなかったのか？

・クラスの状況を丁寧に調べたり、担任の思いに寄り添ったりすることなしに、性急に批判のみを述べてしまった
・子どもや担任の「できていないこと」のみに注目し、「できていること探し」をしていない
・課題解決につながる具体的な提案ができていない
⇒（第2章；65頁参照）

事例 13

ほかの子もみてほしいんですけど…

失敗編 第1章

保護者からの依頼で、保育所等訪問支援制度を利用して幼稚園に出向いた駆け出しのコンサルタント熱井さん。今回、制度を利用して支援を依頼された対象児は1名のみ。熱井さんはその熱意ゆえに、今日はどんなしくじりをしてしまうのでしょうか…。

≪クラスで対象児を観察している最中の、担任と熱井さんのやり取り≫

熱 井：（ふむふむ。今日の様子だと、あのとっておきの支援法を担任に伝えて帰ればよさそうだな。それにしても、このクラスには、OTとして気になる子がほかにもいるなぁ…。まぁ、今回は依頼された子どもだけしか扱えないから、そこは触れないでおこう）

担 任：熱井先生、ちょっといいですか？
実はほかにもクラスに気になる子がいて、相談にのってもらえないでしょうか…。
（すごく困ってるわけじゃないんだけど、少しアドバイスがほしいのよね…）

熱 井：先生、それはできないんです！ 今回は「保育所等訪問支援」で来ているので、依頼されたお子さんのことしか扱えないんですよ、すみません…。
（ほかの子の相談も無料で一緒になんてずうずうしい先生だなぁ…）

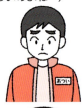

担 任：そうですよねー。なら、平気です。
（かた苦しい人…。少しくらい話を聞いてくれたってよいのに…）

熱 井：すみませんねー。これはっかりは規則なんで…。
（あれ？ 担任の先生、怒っちゃったかな？）

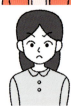
担任

この事例は、なぜうまくいかなかったのか？

・担任の意向を汲み取ったものの、相談に対して四角四面に対応してしまった
⇒ （第2章；82頁を参照）

事例 14 / 第1章

使っている言葉が違う！ 失敗編

とある特別支援学校から巡回相談の依頼。相談の内容は、手先が不器用な自閉スペクトラム症の高校生の授業場面を見て、学校や家庭でできる支援策や環境設定などを教えてほしいとのこと。駆け出しのコンサルタント熱井さんは、その熱意ゆえに、今日もちょっとしたしくじりをしてしまいます…。

熱　井：はじめまして。OT の熱井です。
　　　　OT の O はオキュペイションの略で、簡単にいうと<u>作業</u>っていう意味です。つまり今日は OT として『<u>作業</u>の視点から<u>評価</u>に来ました』
　　　　今回、先生がイニシアティブを取るにあたっては、保護者をステークホルダーというよりも、エンパワーメントするターゲットと捉えて…

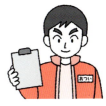

担　任：（オキュペイションなんて初めて聞いたぞ？
　　　　横文字ばかりで内容が全然頭に入らない…。
　　　　そもそも、『作業学習の授業の視点から<u>成績</u>をつけに来た』ってどういう意味だ？）

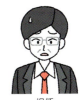

担任

　特別支援学校の中学部や高等部には、「作業学習」という働くことに関連した事柄を学ぶための授業があります。この授業のことを教育現場では「作業」と略し、広く一般的に用いられています。また、学校などの教育機関では、「評価」という言葉は「成績表」や「成績をつけること」を指すことが多く、一方、OT が使う評価（evaluation, test）という言葉は、アセスメントや実態把握、見取りなどという言葉に言い換えられます。

この事例は、なぜうまくいかなかったのか？

・同じ単語でも職種により意味が異なるという（今回でいえば、作業や評価）、共通言語の認識の違いへの配慮が足りなかった
・対象者になじみの薄い単語を多用し、対象者が言葉の本当の意味を理解していないことに気づいていなかった
⇒（第2章；53、80頁を参照）

33

第2章

『セラピストのための
コンサルテーション』

第2章

1. セラピストモデルと
コンサルテーションモデル

1 はじめに

　様々な形で地域に足を運び、様々な形で作業療法が展開できるようになりつつある。アウトリーチ型サービスも制度として整ってきており、その流れを後押ししている。「生活支援の専門家」[※1]と呼ばれている作業療法士（以下、OT）にとっては生活の舞台である地域に出かけていき、そこで支援の展開ができることは本領を発揮しアピールする大きなチャンスになるといえるだろう。

　一方で、地域での実践が増えることと並行して、いくつかの失敗事例を耳にすることがある。筆者も地域に出かけ始めた頃に、いくつかの失敗を体験している。これまでの体験の蓄積によって、これらの失敗の背景にあるのはOTがその場で期待されている役割を踏まえずに実践してしまったことが、大きいことがわかってきた。役割が異なれば、その場でなすべきこと、できることも変わってくる。そのことへの留意が乏しかったのである。作業療法室で行う直接作業療法を提供することとは、異なる知識や技術が要求されることもわかってきた。そういったエッセンスを、第1章で紹介した事例に凝縮した。

　地域に出始めたOTはそこで行われている保育実践や教育実践を目のあたりにして、作業療法場面とは異なる子どもたちの輝く姿を目にするだろう。生き生きと生活している姿を見ることで、自分たちの作業療法実践を振り返る機会になることも多分にあるだろう。

　一方で、疑問に感じることもあるかもしれない。OTから見ると、納得いかない実践がそこにあるかもしれない。地域に出たOTはそのような多様な実践を目の前にした時に、どのように考え、どのような対応をすることが次につながるのか戸惑うことだろう。

　本稿では地域で求められる役割を理解し、われわれOTができることをわきまえながら専門性を発揮するには、どのように考えればよいのかを紹介していく。そのために必要だと考えられる知識や技術を紹介していく。まずは地域での実践方法、地域に関与するスタイルにはいくつかの異なるタイプがあることから確認しておきたい。筆者は、先に以下の5つの分類を提案している[※2]。

本文[※1]〜[※13]は章末（85頁）参照

36

第2章　1. セラピストモデルとコンサルテーションモデル

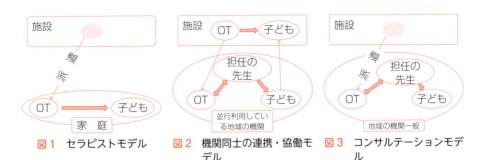

図1　セラピストモデル　　図2　機関同士の連携・協働モデル　　図3　コンサルテーションモデル

2 セラピストモデル（図1）

作業療法をデリバリーするスタイルであり、訪問リハビリテーションなどがこれに該当する。訪問先で直接作業療法を提供する。

3 機関同士の連携・協働モデル（図2）

病院・施設で担当する子どもの通う機関に出向き、生活の様子を行動観察し、機関の担任の先生たちと情報交換を行うスタイル。原則的に訪問先では作業療法は提供しない。

4 コンサルテーションモデル（図3）

対象となる子どもに対して作業療法を直接的に提供することは絶対条件にならない。評価した結果に基づき、その機関の先生たちと対象となる子どもについて情報交換などを行うスタイル。子どもに対しては、間接的に作業療法を提供する関わりといえる。

5 メッセンジャーモデル

様々な講演会などで講師を務め、知識・技術を伝える役割を担う。子どもを対象とはしていないことが多い。直接にしても、間接にしても、原則として作業療法を提供することを行わないモデル。

6 健診参加モデル

乳幼児健診に参加するモデル。各地域で少しずつ実践が増えている。2～4と異なるのは、対象となる子どもは定型発達が大部分で、その中にグレーゾーンの子どもたちが含まれてくる点である。役割と状況によっては、直接的に作業療法を提供する場合もあるし間接的な提供に留まる場合もある。

ここで、本書の内容に直接的に関わるので、コンサルテーションモデルとセラピストモデルの違いを再度整理しておく。セラピストモデルで最もイメージしやすいのが訪問リハビリテーションである。対象者の暮らす家庭にセラピストが訪問し、その場で作業療法を直接的に対象者に実施していくことである。セラピストが、直接的にセラピーを届けに行くスタイルであり、対象者との関係においては施設のセラピールームで行うことと、基本的に変わりはないといえるだろう。そこでは、子どもの育ちから生じる課題を取り上げたり、保護者から聞き取った内容を踏まえて課題解決のための取り組みを行っていく。

　一方、コンサルテーションモデルにおいては、子どもが暮らす場を訪問すること自体は変わりがない。しかし、そこでは作業療法を直接的に対象者に行うことはない。ただし、観察・検討の対象となる子どもの状態像を把握するために、評価として直接関わることはある。

　作業療法における評価は常に治療的・介入的観点が含まれることがあるので、一定の問題解決に向けた関わりを試行したり、発達支援に向けた関わりを試行することもある。その結果、子どもの行動が変わったり、運動が変わるなどの期待する結果が得られることはある。そこで得られた姿や結果を、生活の中で目指すべき目標たる姿として設定することもある。これは、フォーマルアセスメントバッテリーを用いていても同様である。当然、マニュアルに従って実施されるべきであるので、その施行方法を変更するということではないが、施行後に確認してみたり、ちょっと教示を変えたパターンを実施することなどはマニュアルと時間が許す範囲で行うことがある。

　このように、評価としての関わりまでは行うことはあるが、セラピーとして継続的に展開することはない。子どもにセラピー（もしくは保育、教育と呼ぶほうが適切かもしれない）を届けるのは、訪問した OT ではなく、その場で共に生活をしている保育士・教員などになってくる。そこに OT がいれば OT が行うことも当然ありうるが、訪問した OT ではない。訪問した OT が得た子どもの評価情報や改善・解決に向けたアイデアなどは、その保育士・教員（OT などのセラピストを含む）などに渡すことになり、子どもに対しては間接的に関与していくことになる。

　もう一点、セラピストモデルと異なる点がある。それは、課題設定を行う場合の、そのターゲットとする課題である。セラピストモデルにおいては、セラピールームで行うことと同様に子どもの発達上の課題や保護者からの相談内容を踏まえて、課題設定が行われていた。

　コンサルテーションモデルにおいて課題設定を行う場合には、必ずしもその対象となる子どもの発達課題に添ったものではないことがある。相談相手となる保育士・教員などが

抱えている悩みや課題などを解決するための取り組みが課題となるのである。対象となる子どもと無関係ではないし、その子どもの育ちに無関心であるわけでもない。でもしかし、訪問した OT と保育士・教員との間で設定する第一義的な課題は、保育士・教員が抱える悩みや課題であり、それは、対象となっている子どもの育ちに対しては直接的な関係が薄い場合もありうるのである。

　例えば、「この子をどのように理解したらよいでしょう？」「保護者とどのように話をしていけばよいでしょう？」などはよく聞かれる相談内容である。これらは、対象となる子どもに関することであり、時に発達課題とも関連するが、発達課題を直接的に解決するものではない。あくまで保育士や教員自身の理解を助けるものであったり、保育士や教員と保護者との間の関係性への支援となるだけである。「このお子さんについて、クラスの中で支援が必要な状況にあるということをほかの保護者に伝えるべきでしょうか？」という質問になると、子どもに対して直接的な関係はより薄くなるが、クラス運営上、きわめて重要な内容ではある。

　このようにセラピストモデルとコンサルテーションモデルとでは、子どもが生活している場を訪れるという点では同じであるが、そこで実施できること、その目的などが大きく異なることがわかるだろう。次項以降、コンサルテーションモデルという枠組みの中でOT が仕事をする際に、必要と考えられる知識や技術について紹介を行っていくこととする。

2. コンサルテーションの目的、クライアントの定義づけ

　前項で少し触れたが、コンサルテーションモデルで関わった時の、コンサルテーションの目的を整理する。

　OT は一人ひとりの自己実現や幸福の実現に向けて力を尽くす職種であり、特に子どもを主たる対象としている OT はその思いと情熱が強い印象を受ける。とにかく「アツイ」のである。これは OT として誇ってよいことだと考えている。ただ、いざコンサルテーションモデルとして様々なフィールドに足を踏み入れていく時には、このアツさが、時にトラブルの火種になってしまうことがある。

　例えば、「子どものためになるなら、多少ぶつかったって、正しいことを伝えるべきである!!」という意見がある。皆さんはどう考えるであろうか？　この問いは、この逡巡は、地域に出たことがある OT は何度も胸の中をグルグルしたのではないだろうか。これから地域に出る方は必ず現場で、この問いに、この逡巡に、ぶつかることになる。この問いに対する答えは原則的には「NG」である。「地域ではけんかをしない」ことがセオリーである。

　では、実際に「ぶつかって」「正しい（と一方的に思っている）ことを」伝えるとどうなるか。奇跡的に事態が好転する可能性は、ゼロではない。「先生、よく言ってくれました」「目からウロコです」という結果を引き出せる天才的なセラピストがいるのも事実である。

　しかし、それらは奇跡的な事態であって、セオリーではない。一般人はけんか別れになるのがオチである。それでも「正しいことが言えたからよい」と思ったとしたら、それは単なる自己満足にすぎない。まして「あの園にはもう行かないからいいや」と思うのは、あまりにも自分勝手である。その後、その施設ではきっと図 4 のような場面が展開されることになる。いちセラピストは、自覚していないかもしれないが OT の全体を代表しているのである。もちろん、自分の病院や施設を代表しているかもしれない。図でみたように、その施設は OT とコンタクトを取ることを一

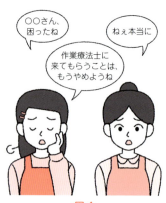

図 4

第 2 章　2. コンサルテーションの目的、クライアントの定義づけ

切りやめてしまうことになるのである。そうなってしまうと、その施設にいま通っている子どもだけでなく、これから通うことになる子どもたちすべてに対して OT は関わりを持てなくなる。さらに、その施設の先生方に転勤があったら、その地域にその「噂」は広がっていく。その地域から OT は距離を置かれることになるかもしれないのである。

そもそも、先輩から教育的に指導を受ける上下の関係であるスーパーバイズ（コラム②）と異なり、コンサルテーションは専門家同士の横の、水平の関係である。一方的に自分の意見を上からたたきつけるのはコンサルテーションとは呼べない。意見が「勝った」「負けた」という話でもない。事例検討会でもないので、訪問の目的と解決すべき課題は何かということを常に念頭に置き、忘れないようにしたいものである。

原則的には「NG」であり「地域ではけんかをしない」ことがセオリーであると紹介したが、では、その原則やセオリーを超えて踏み込むことができる状況とはどんな時か。まずは基本的なことであるが、相手の施設と議論を戦わせることができるような関係性が構築できている時である。そのような関係性にある時には積極的に発言することはある。「今日は、先生と意見が異なるのですが、一緒に考えてみてもよいですか？」といった形で議論を投げかけるのである。

もうひとつの状況は、絶対に自分の意見が「正しい」と言える時である。"絶対"というのは、解釈の違いや、意見の違い、価値観の違いを超えて、誰の目にも明らかな時である。具体的には、様々な意味で子どもの安全が脅かされている、子どもの権利が明確に侵害されている、虐待の時などである。

ただし、その場合であっても、適切に問題解決に向けていくためには綿密な戦略が必要であるので、やみくもに相手に言えばよいということではない。解決には高度なスキルが要求されることは、念頭に置いておいていただきたい。また、実はどのラインからが虐待である、身体拘束である、体罰であるなどの判定については、定義上は明確であるが現場での判断は非常にグレーであり、「絶対に正しい」という価値そのものが揺らぐのである[3]。虐待や権利侵害は防がなくてはいけないという価値観が揺らぐのではなく、どの状況がそれに該当するかという判断が揺らぐのである。

このようにコンサルテーションの目的は、対象となる人が抱えている悩みや課題を解決することであるということを確認してきた。では、この時対象となる人は誰であろうか。まず対象者は誰かという問題を取り上げたうえで、再度目的の確認を行う。

41

コラム② コンサルテーションとスーパーバイズ

コンサルテーション（consultation）には相談するなどの意味が含まれている。『異なる専門性を持つ複数の者が、援助対象である問題状況について検討し、より良い援助のあり方について話し合うプロセスをいう。自らの専門性に基づいてほかの専門家を援助する者を「コンサルタント」、そして援助を受けるものを「コンサルティ」と呼ぶ。（中略）コンサルテーションとは、困難な問題に直面している相談者に、その問題や課題を評価・整理し、解決に向けて相談者の力量を引き出すための支援を行う相談』[※4]と位置づけられている。

それに対してスーパーバイズ（supervise）は、日本語に訳すと監督するといった意味がみられる。上司・先輩から一定の枠組みの中で指導的関わりを行っていくことがスーパーバイズであるといえる。

両者を比較すると、相談する人と相談を受ける人との関係が、スーパーバイズでは縦の上下の関係にあり、コンサルテーションでは横の水平の関係にあるといえるだろう。

（酒井）

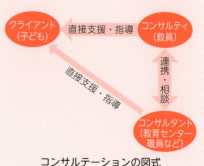

コンサルテーションの図式

1 コンサルテーションモデルにおける対象者とは誰か

コンサルテーションモデルとして訪問する場は、保育園や幼稚園、学校、放課後児童クラブ、児童発達支援、放課後等デイサービスなど、子どもが集団生活を行っている場である。一般的にはそのような場で過ごす子どものことについて、対応や理解が困難であるという内容で依頼が行われる。その場合の相談の主体は子どもではない。保育士や教員たちになる。したがって、コンサルテーションの対象となる人とは、その相談を持っている人である。子どもの作業療法の地域支援の現場にあって、コンサルテーションモデルで関与する場合の対象者とは、子どものことについて悩む人、相談をしたい人であるといえる。

それぞれの施設では複数の職員がいるが、みな同じ相談内容とは限らない。担任と主任と園長先生とで異なる相談内容を抱えていることも少なくない。担任は「この子が落ち着いて絵本を読んでいられるには」、主任は「この子のことはどのように保護者に伝えよう」、園長先生は「この担任の先生が悩み過ぎて倒れないようにするにはどうすればよいか」、といった具合である。そうなると、対象者も「先生方」というくくりはできず、3人の異なる対象者と考えたほうがよいのである。

第2章　2．コンサルテーションの目的、クライアントの定義づけ

2 コンサルテーションの目的

　対象となる人の確認をしたところで、あらためてコンサルテーションの目的を確認する。市川[5]が掲げているコンサルテーションの目的を参考にすると、コンサルテーションの目的は、一言でまとめれば「対象となる人の悩みや課題を解決すること」であるといえるだろう。ひとつの施設であっても、対象となる人が複数にまたがることもあるので、それぞれの悩みや課題を解決することである。

　即座に解決が困難なこともある。そんな時でも、悩みや課題に向き合っていける元気と勇気を持ってもらうことも重要な目的になる。エンパワメントと呼ぶことができるだろう。保育や教育の専門家である先生方が取り組んできて、その上で悩んでいるのである。そう簡単ではないこともある。また、しばらく継続的に取り組んで、やっと成果がみえてくることもある。継続的に困難な課題に取り組むためには、元気と勇気が必要である。「作業療法の先生と話をして、元気が出ました。彼との関わりは難しそうだけど、やってみます！」こんな言葉がもらえると、OTとしてはとてもうれしい。

　ここで紹介してきたことは、視点を変えると、作業遂行困難になっている対象者を特定し、その作業遂行を支援することであるといえる。そうなれば、それは作業療法そのものといえる。したがって、その対象者が必要としている作業の遂行を支援する。それがコンサルテーションの目的といえる。

　その場合、対象となる子どもは、作業遂行の当事者である担任の先生からみれば環境要因のひとつになる。セラピストモデルにおいては、対象者である子どもの作業遂行を支援することが一義的な役割である。しかし、これまで見てきたように、コンサルテーションモデルにおいては対象者が子どもとは限らないので、時に子どもが環境要因になるのである。

　このように、地域支援の、コンサルテーションモデルにあっては話題の中心にあり、いわばスポットライトが当たる人は支援を必要とする子どもとは限らず、その時々の状況によって変化することがわかるだろう。その時、支援を必要とする子どもたちは、そのス

カウンセリングに通じる対人援助である[5]

「扱う問題がスタッフの個人的な問題ではないという意味ではカウンセリングではない」
「そうであってはならない」
❶共感的であること
❷コンサルティが「自分の悩みが理解されている」と感じられること
❸コンサルティが自立的に深く考えるための支援であること、つまり自立支援であること
❹その上でコンサルティが自分自身を受け入れられること
❺コンサルティが、自分の成長を感じられるような支援であること
❻「理論的に正しいこと」よりも「コンサルティとその機関が生かされる」支援であること

　＊コンサルティとは相談する人、コンサルテーションの対象者のことである

43

ポットライトが当たっている人の環境を構成する重要な要因のひとつとなるのである。

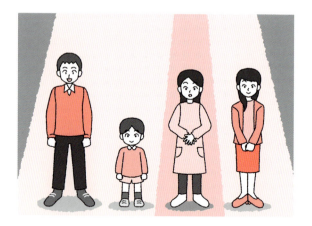

3．リハビリテーションにおける コンサルテーションモデルの 進め方

　では、実際に施設を訪問してコンサルテーションを実施するにあたって、必要となる知識や技術を紹介していきたい。

■ 訪問する前に確認すること

①自分は何者かを把握する

　「訪問する私」は誰なのかを正確に把握することが、適切なコンサルテーションを実施するための第一歩になる。「作業療法士ですけど…」「○○病院で働いています」「○○学園です」などはすぐに思いつくだろうが、それだけでは十分とはいえない。

　まずは、OT という職種は一般的かどうかを知っておく。パンフレットが必要になることもある。また「どんな仕事ですか？」と問われた時の回答方法を持っておくことも、意外と重要である。所属する病院や施設は、地域の中でどんな役割を果たしているのか、担っているのか。その施設が行っている地域貢献活動なども把握しておけるとよい。

　そのうえで、訪問する時に自分が使う制度は何か（**表1** 参照）は理解しておく。つまり、誰が出すお金であるか、ということに尽きる。「誰が」とは保護者が負担しているのか、行政なのか、施設なのか。「行政」であれば教育系なのか、福祉系なのか、保育系なのか。制度にのっているのであれば、制度の名称はもちろんだが目的を把握しておく。制度には必ず目的が明記されている。金額もある程度把握しておく。状況によってはコストパフォーマンスを意識する必要が出てくるためである。

表1　訪問が実施できる制度の例
・巡回相談
・専門家チーム
・特別支援学校センター的機能
・園や学校が確保している独自予算
・行政が用意している巡回用の予算
・保育所等訪問支援
など

　「どうすれば地域に出ることができますか？」これはよく受ける質問のひとつである。

　これに対する回答は、「その地域でどんな制度が使われているか、使用可能なのか調べてください」である。これらの制度や予算は地域によって大きく異なる。だからこそ、まずは自分の地域で何ができるのかを知ることが、スタートになるのである。ボランティアとしてではなく、業務の一環として成立させるためには予算的な裏づけが必ず必要であ

る。そうでなければ継続的な事業実施は望めない。また自分の所属施設を説得することも難しくなる。制度については「疎い」と思っている人が多いかもしれないが、頑張って調べてみてほしい。

　まとめると、今日の訪問は、なんのためのどんな制度で行われることで、どれぐらいの規模で行うのかを把握しておく。多くの制度が、コンサルテーションモデルとして働くことが求められているが、一部セラピストモデルとして活動できる制度もあるので混同しないように、その日の自分の役割を明確に把握しておくべきである[※7]。

②相手の施設を知る

1）その地域を知る

　初めて訪問する施設であれば、可能な範囲で事前調べをしておくとよいことがある。いまの時代、大抵ホームページがあるので覗いてみることをお勧めする。交通アクセスを確認することから始まるが、それは訪問する時の自分の交通経路ではなく、どのような地域にあるのかを知るためである。

　同じ市や町・区であっても、地域によって雰囲気に差があるのは生活をしていて実感できるだろう。商店街なのか、飲み屋街に近いのか、下町なのか、新興住宅街なのか、山に近いのか、海に近いのか。状況によっては、その地域の経済状況が推測できることもあるだろう。高いからよいとか低いから困るということを知るためではなく、状況を把握するためにアンテナを持っていてほしい。『街を知る』ことは周辺情報として重要であり、同じ市区町村であってもまったく異なるためでもある。

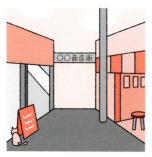 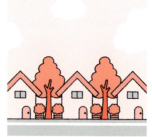 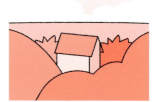

2）運営母体を確認する

　学校であれば、基本的には公立が多いであろう。県立か市区町村立かの違いは把握したい。大学付属などもありうる。ただし、保育園などは公立であっても、運営を法人に委託していることもあるのでよくみておきたい。

運営母体までなぜ確認するのか。それは次のような理由による。運営の法人がわかれば、その法人の経営方針や経営内容などを把握する。現場で何かを決める時の決定権に関わってきたり、いままでの実践の習慣を変えることが可能かどうかなどに関わってくるのである。意外と小さい部分の変更が、ややこしいことになることもあるのである。

例えば、保育園のクラスの中で、肢体不自由のあるお子さんのために少し工夫をこらした椅子を提案する。OT としてはきわめて当たり前の提案であろう。しかし、その保育園はいくつもの園を運営している法人が運営母体であり、使用する机や椅子については教育的な観点から採用するものには決まりがあり、その多くの保育園で統一したものが使われている。したがって、それをくつがえして異なる椅子を提案するとなると、保育園での判断ではなく運営している法人の判断を求めることになる、といった具合である。

3）施設の活動内容を把握する

施設長（校長先生や園長先生）の挨拶があれば、それも読んでみる。学校だよりや園だよりがあれば数枚は見ておきたい。施設の方針や力を入れていることがみえてくる。行事なども把握しておけるとよい。施設によって行事の名前が異なることがあるので、必要に応じて確認しておく。運動会が体育祭、体育大会、スポーツフェスティバルといった具合である。保育園や幼稚園であれば月組とかいちご組など、クラスの名前がついていることもあるので見ておくとよい。

これらのことは、実際に施設を訪問すればわかることもたくさんある。教えてもらえばすむものもある。しかし、逆の立場になった時のことを考えてみてほしい。初めて会った人が「この保育園では来月スポーツフェスティバルですね。そこに向けての取り組みで困っていることはないですか？」と質問をしてくれたら…。"自分たちの園独自の行事のことを知ってくれている" "スケジュールも知ってくれている" "事前に調べてくれている"、それだけ自分たちのことを考えてくれているんだと、信頼を寄せるようになるだろう。聞いていて恥ずかしくなるようなお世辞を言う必要はないが、事前の下調べを目立たないようにそろっと披露するのは悪くないだろう。

② 訪問した時に把握すること

訪問して、早い段階で把握しておきたいことは相手の施設のことである。どんな施設なのかという特徴である。事前の下調べである程度のことがわかっていれば、訪問してから把握する必要があるのは、あとは施設の発達障害支援の経験や知識、先生方のキャラクターなどの情報である。言葉を換えると、対象となる施設と先生方をアセスメントするのである。

①施設の組織の特徴を把握する

　まずは、よく体験することのある3つのパターンをご覧いただきたい。初めての施設を訪問して建物に入るまでのところである。施設によって、状況によって、たかだか建物に入るというひとつの瞬間でも物語がそれぞれにあることがわかっていただけるだろう。

　アセスメントは施設に入る前から始まるのである。ここで紹介する3つのエピソードはいずれも、筆者の実体験である。これらの体験をして、心温まるのも、ぐちを言いたくなるのも事実だが、だがそれはアセスメントではない。このエピソードから何を読み取るか、がアセスメントである。組織の中の指示の統一がされているかどうか、イレギュラー状況への適応力、組織が持つ生まじめさ・アバウトさ、組織の雰囲気などが読み取っていけるのである。

【組織をあげて歓迎している】

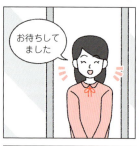

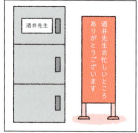

【フットワークの軽い職員】

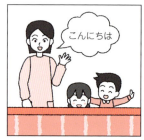

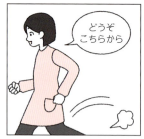

【情報が行き届いていない】

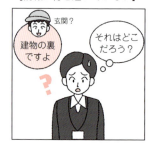

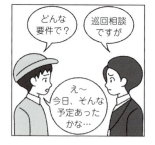

②組織の指示系統とキーパーソンを見つける

　施設内に入ると、大抵は校長室・園長室・会議室・応接室などに通される。組織の長が挨拶をしてくださる。つまり客人として、もてなしを受けるのである。大抵お茶が出されて、時候の挨拶を取り交わす。今日のスケジュールの確認があり、資料をもとに対象となる子どもの紹介を受ける。単にそれだけではあるが、実際に行われる状況はこれまた多様

である。筆者の実体験であるエピソードをいくつか紹介する。

- ☑ 挨拶は園長先生が行ってくれるが、その後のスケジュール確認と子どもの紹介は主任の先生
- ☑ 挨拶からスケジュール確認、子どもの概略まで話すことができる校長先生
- ☑ 主任の先生が紹介している横から、「それは担任に説明させなさい。すぐに担任を呼んできなさい」と指示をする校長先生と、断ることができない主任の先生と、呼ばれて汗を流して走り込んでくる担任の先生
- ☑ 主任が説明をしてくれていると、タオルを首にかけた畑作業を終えた校長先生が戻ってくる。挨拶をするが「子どもの話を進めてください」「主任にまかせていますので大丈夫です」と話す校長先生
- ☑ 主任の先生と担任の先生が一生懸命に話をしているのをニコニコして聞いていたと思ったら、2人が席をはずした後、現在の学校の状況、主任の先生と担任の先生の状況を説明くださり、今日の到達目標について明確な提案をしてくださる校長先生

校門に入ってから、中に入り、話をし始め、予定や内容の確認など、ここまでのところで、その組織の指示系統とキーパーソンを把握することができる。実際に子どもの様子を観察する前にこれらを把握しておけると、この後それぞれの場で、キーパーソンが誰であり、どのように話を進めればよいかが見えてくるだろう。

③特別支援に関する経験値を把握する

子どもの説明などまで聞きながら、次に把握することはこの組織や管理職・主任・担任などの経験値である。障害児保育や障害児への発達支援、特別支援保育、特別支援教育についての経験値である（表2）。

表2　経験値を把握する

	あり				なし
一般の職種としての経験	5	4	3	2	1
発達支援に関する経験	5	4	3	2	1
発達支援に関する知識	5	4	3	2	1
コンサルテーションを受ける経験	5	4	3	2	1
コンサルテーションに対する抵抗感	5	4	3	2	1

また、外部からコンサルテーションを受けた経験の有無も把握していく。同時に、外部から来る人間に対する抵抗感も把握しておく。初めて会う人に対して大変オープンな人から、とにかく緊張する人、理由はないが反発したくなる人、などいろいろな方がいる。そこを、こちらが感情に流されず、冷静に「アセスメント」しておくのである。

とはいえ、これらは明確なスケールがあるわけではない。測定も困難なものである。あくまで、筆者の印象をもとにしたものである。単なる印象であっても、このような視点で整理をしておくことが大切である。後々印象が違った、間違っていたということもあるが、この段階でまず第一印象を整理しておくとよい。

④アセスメントするための"情報源"

地域支援の経験の浅いOTと一緒に実際の現場を訪問すると、そのOTが困惑することのひとつに、短時間で、限られた情報の中から、どうやってそれだけ相手のことをアセスメントできるのか、ということがある。しかし、訪問の現場でだけ特別なことを行っているわけではない。誰でも、日常的に生活をしている時に感じていることがたくさんあるだろう。違いがあるとすれば、それらを「アセスメント」というレベルで捉えるのか、単なる個人的な印象のレベルに留めるのかの違いにあるのではないかと考えている。

例えば、図5のような経験は誰にでもあるのではないだろうか。場面1のように、何も思い当たることはないのに、ものすごい不機嫌な様子で対応される。その時、この店員さんに対して「店員教育がなっていない！」「店員さん疲れているのかな？」「私たちが何か悪いことをしたか？」など、いろいろな思いが浮かぶかもしれないが、いずれにせよ、あまり良い感情は抱かないだろう。逆に場面2のような状況であれば、心地よく飲み始めることができる。

両場面とも店員さんとあれこれと話し合ったわけではない。たかだかビールを置くという一瞬のひとつの行為をめぐって得られた感情や思いである。つまり、私たちは日常の中で、相手のひとつの行為や行動から相手のことをあれこれと推測したり、考えたり、感情を得たりしているのである。これはあくまで日常的な印象のレベルであるが、このアンテナをアセスメントとして活用しようということである。アセスメントに生か

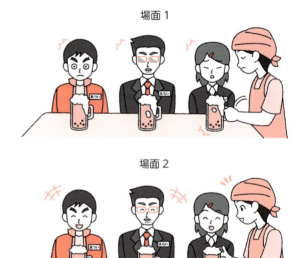

図5

していくためには、単に「感じの良い人」「合わない感じ」といった印象ではなく情報にしていかなくてはいけない。情報に変換するためには、特定の項目に落とし込んでいくことが必要である。その項目が先にみた表2になる。

では、それらを得るための情報源はどこになるのか。ここで見てきたような、相手方の言動はもちろん重要な情報源である。そのほか、アセスメント対象となる人の行為・行動の結果であるところの、作成された資料や教室の環境構成などを挙げることができる。資料や環境構成の、その向こうにはそれらを作成・構成・関与した「人」の存在が必ずある。関与した人が手を加え、関わりを持ったからこそ、その実際に関与している時を超えて、私たちにその結果として関わった様子を知らせてくれるのである。その他、情報源となり得るものを紹介する。

1）提出された資料

使用されている文言、説明の様子、手書きか機械作成か。誤字脱字、書面のレイアウトなども。どのように整えられて私たちの手元にくるか（ホチキス止め、バラバラ、表紙の有無、裏紙の使用など）

2）記載の内容

使用されている文言、そこに込められている・隠されている感情。置かれている状況への感情

3）学習指導案・個別支援計画・個別保育計画などの計画

先生が把握しているアセスメント状況、クラスの把握状況、授業の中の価値観、子どもたちに求める価値観、先生として大事にしたいことなど

4）児童・生徒への関わり方

話題となっている子どもだけでなくほかの子どもへの関わり方、話し方、用いている言葉、対応の仕方

5）ほかの先生・職員への関わり方

同じクラスの先生への対応、異なるクラスの先生への対応、管理職への対応、外部の職員に対する対応

6）保護者への関わり方

見る機会は少ないかもしれないが、機会があれば逃さないようにする

後述する「 **4** コンサルテーションとして行う行動観察 ① 環境一般の把握―クラス全体の評価」（58頁）も参照。

⑤相手をアセスメントすることについて

ここで紹介している相手の組織や相手の先生方などをアセスメントするというと、抵抗

がある人がいるかもしれない。しかしこれらのことは、繰り返しになるが、私たちは日常的に行っていることである。OTとしてもそうだし、一般人としてもそうである。いつの間にか言葉を使い分け、敬語を使用したりしなかったりしているはずである。

　それは、相手の見た目をもとにおおまかな年齢層を想定し、それに基づき行動を決めている結果である。これは、年齢に関するアセスメントをおおまかではあるが行ったということである。こういった例は日常の中にたくさんありキリがない。それをアセスメントとして認識していないだけである。OTのアンテナに引っかかったものは十分にアセスメントとして、情報として活用ができるので、自信を持って項目として挙げてほしい。

　ただし、留意すべきことがある。例えばキャリアが浅いとか豊かという判断をアセスメントとして行うが、この判断をすることは善悪を判断することではない。単に判断をするのである。私たちが行うアセスメント・評価という行為から、善悪や良し悪しの判断を排除することを忘れないようにしたい。先の例でいえば、「外部からのコンサルテーションに対して抵抗が強くある」という判断に対して、「だからあの人はだめだ」と善悪の判断をくっつけないことである。善悪がつくと感情もセットになることが多い。こちら側からも感情的な対応をしてしまうことになり、悪循環になってしまうことがある。

　判断することに善悪を混同しなければ、相手をアセスメントし得られる情報は、この後分析し提案を行っていくうえで重要な情報になっていく。

⑥なぜ相手をアセスメントするのか

　訪問する前から準備をし、訪問してからもあちこちに注意を払ってアセスメントを行っていくのであるが、なぜこんな面倒なことをするのか。すべては、解決・改善に向けた提案をする時に必要になってくるからである。コンサルテーションの目的で述べたように、コンサルテーションが終わったその後で、施設で子どもたちに関わっている先生方が対応を実践していけることが求められる。その時に、その施設が持っている得意なことやポテンシャルを無視した提案だったらどうなるか。実施不可能ということになる。どんなに良いアイデアでも、先生方が実施できなければ机上の空論で終わりである。

　担任の先生が乗り気でも、上司に確認を取らなければいけないこともある。担任の先生の決断でできることもある。ここの違いは、各施設における指示系統の違いである。実は上司が許可を出しても、キーパーソンである主任の先生が了解しないと進まないこともある。キーパーソンを把握する理由である。これらは繰り返すが善悪や良し悪しではない。あくまで組織の特徴である。それを把握したうえで誰に何を説明しなければいけないかを判断していく。そのためにアセスメントが必要なのである。

第2章　3．リハビリテーションにおけるコンサルテーションモデルの進め方

3 主訴を聞き取る

　肝心の相談内容を聞き取る段階である。ここで重要なことは、当たり前であるが丁寧に聞き取ることである。丁寧に聞き取るとは、単に多くのことを聞けばよいということではない。子どもに関する情報を聞き取る時には、知りたいと思う情報と、必要不可欠な情報を整理する必要がある。時間と余裕があれば、可能な限り多くの情報を得られるに越したことはない。

　ただし、情報を用意することは施設側にも負担がかかることを忘れてはならない。どうしても必要な情報であれば、負担をかけてでも出してもらわなくてはいけない。だが、「ちょっと気になった」「できれば知っておきたい」レベルの情報の時は慎重に依頼をすべきである。どの程度の情報が必要かは、コンサルテーションを実施する人とその時に担っている役割によって違うのが実際である。事前に必要かどうかも、その人と役割によって異なる。

　コンサルテーションモデルで地域に出て行き、その中でケースのことを考えていく時には、与えられている役割と時間と相手施設に応じて、必要不可欠で、最低限の情報を、効率よく得ることが求められていく。そう簡単なことではないが、重要なスキルである。

　例えば、膨大な事前資料を要求し、先生に負担をかけさせて用意させ、行動観察に臨む。しかし、その日のスケジュールの都合上観察できる時間は20分。フィードバックした内容が「20分ではよくわかりません」「実際に見ることができた場面が少ないので、事前の資料の解釈も十分にはできませんでした」。または十分に観察は行われ結果もしっかり提出されるが、その中身の大部分はOTの専門領域における解釈の説明に費やされ、生活の中でできることの提案はたった1個だけ。このように「あれだけ情報を出させたのに、返ってきたフィードバックがこれだけ!?」というようなことにはしたくない。

　資料をもとにして話を聞いていくのだが、この時に必要なことは自分の思い込みで勝手に納得をしないことである。相手がどんな意味で使っている言葉なのか、何を根拠に話をしているのか確認しながら進めないと、大きな誤解をしてしまうことになる。

　例えば「自閉症」「自閉傾向」といった診断名については、誤解のしようがない言葉に聞こえるかもしれないが、次のような状況は十分に起こりうるのである。自分の思い込みで納得しないようにするために、お互いが誤解せずに話を進めていけるようにするためには、当然確認が必要である。そこで、例えば次のようなテーマが相談する相手から出された時に、効果的にその内容を把握するために、あと1歩踏み込んで確認するための視点のヒントを表3にまとめた。

【思い込みで納得する】　　　　【一歩踏み込んで確認する】

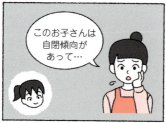
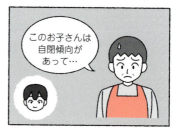
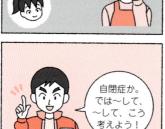
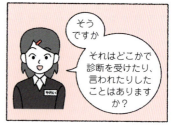
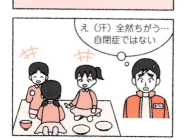
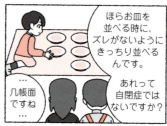

表3　テーマ別―確認する視点のヒント

テーマ	確認する視点	よくあるエピソード
診断に関すること	どこで受けたのか、誰に聞いたのか、いつの話か	保護者が持っていた印象を先生たちが診断を受けたと思い込んでいる 引き継ぎの中で「〜傾向」という話を、就学前機関から聞いて診断名と思い込んでいる
薬に関すること	いつの話か、内容は、書類は見たことがあるか、ほかに確認した職員はいるか	「薬を飲ませたい」が「飲んでいる」に変わってしまう 便秘薬を発達障害に関する薬と勘違い
状態像に関すること（乱暴、落ち着きがない、不器用、空気が読めない）	誰が言っているのか。具体的にどういう行動を指しているのか、その姿をどうしたいと思うか	カバンを机の上にドンと置く行動だけを「乱暴」と捉える。先生は心配していないが、保護者が心配している
悩みについて（困っている、なんとかしたい、改善したい）	誰が言っていることか、なぜ困るのか・改善が必要と考えるのか	そのままでも担任は困らないが、保護者が繰り返し訴えてくるので困ってしまう

第2章　3．リハビリテーションにおけるコンサルテーションモデルの進め方

表4　質問例

OT：トイレはどうですか？ 先生：問題ないですよ。自立しています。	OT：ここまでの話を伺っていると、身辺の自立はできていそうで、保育園でのトイレであれば一人で行って戻って来られると思いますが100％できますか？ 先生：実は、時々戻って来られない時があります。ズボンが少し濡れてしまうと、どう処理してよいのかわからないようで、固まってしまって動かなくなっていることがあります。

主訴を聞いて整理すること…

主訴を聞いて、一つひとつの主訴を次の項目に沿って整理を行うと、掘り下げやすくなるだろう
・「誰が」
・「何に対して」
・「どのような感情を持っているのか」
・「現状ではどう対応しているのか」
・「どうなってほしいか」「どう変わってほしいか」

　経験の蓄積により、仮説を立てながら話を聞くことができるようになると、より効率的に効果的に主訴を聞き取ることができるようになる。先生方が教えてくださるエピソードだけでなく、「Aという状況の時は？」「～がない状況ではどうなりますか？」など、具体的な場面を挙げて質問（表4を参照）をすることにより、より子どもの持つエピソードを細かに把握ができるようになる。ざっくりとした質問では、なかなか有効な情報を得ることができないことがある。先生方は悩みや不安を抱えているので思いが先行し、「とにかくなんとかしたい！」という前のめりの感じで相談に臨むことが多い。その時にOTが一緒に巻き込まれてしまうのではなく、一歩引いたところから冷静に状況と内容を判断し整理をしていくことが必要である。そのために、効果的で効率的な情報収集、適切な質問力、情報の分析力を身につけていきたい。

　そのほか、先生方がよく質問される言葉がある。これまで述べてきたように、私たち地域支援に出ているOTが答えるのにふさわしいとは言えない内容もある。どのように答えることがよいのか、事前にシミュレーションをしておけると実際に聞かれた時に困らずあせらないですむだろう。

　「どう答えるか」「何を確認するか」一般的なセオリーを次に示す。これが基本にはなるが、そのほか、その施設と自分の施設の関係性や自分の所属施設の方針などによって異なってくる。自分の施設の先輩や経験者に確認をしておけるとよいだろう。

『**気になる**』：よく聞かれる言葉のひとつである。この言葉に対しては誰が気にしているのか、なぜ気にしているのかを確認しておくとよいことが多い。

『**障害があると思う**』『**診断をしてください**』：先にも触れたが、これまで言われたことがあるかどうかの確認はしておきたい。「正式な診断」は病院で専門の医師によらないとできないことは説明する。そのうえで「"診断"はできませんが、行動観察などで把握した中から、生活の中でどのような配慮ができるとよいかは一緒に考えます」と答えることは多い。

コラム③　　診断と生活支援

子どもの発達が気になったり遅れを指摘されると、「なぜなのか」「その理由は何か」ということを明らかにしたくて、診断を求めることが多い。診断がつくと、わからないと思っていたことに一定の結論が得られるからであろう。

しかし、OT は、いや医師以外の職種は診断を行うことができない。診断が行えなければ、私たちは子どもの支援にあたることができないのだろうか。そんなことはない。医師が行う診断に基づく対応とは異なる、それぞれの職種の専門性に基づく支援が可能なはずである。

一方で、診断名が得られるとすべてが明らかになるかというと、（広義の）発達障害の場合は単純ではないことが多い。例えば１年程度の時間をかけ、精緻な遺伝子検査を行った結果としてある症候群であることが判明する。その疾患によっては、予後予測を推測するうえで貴重な情報を提供することがあり、きわめて重要な情報であることは間違いない。

ところが一方で、子どもたちはそういった疾患を抱えていても、日々を生きており、生活している。その日々の生活をいかに送ったらよいのかについては、診断が明確に答えてくれることは多くない。

排泄の支援はどうすべきか、いやがる食事をどのように食べさせるのか、そういった生活の一つひとつ、学習の一つひとつの進め方を考えること、それらが日々の日常の中での困りごとであるだろう。生活支援・学習支援においては、診断も有効な情報のひとつであることに間違いはないが、それだけでは効果的な対応策を立案することはできない。一人ひとりの子どもの生活を丁寧に観察し評価することが必要なのである。これは、生活支援の専門家[※1]であるOT の得意分野である。

したがって、地域で仕事をするにあたってOT は「診断はできないが、生活支援ができる！」と胸を張って答えてもらいたい。

（酒井）

『**病院につなぐべきですか？**』：この発言の意図がどこにあるのかを確認したい。生活支援を希望しているのであれば、診断がなくても一緒に支援の内容を考えることができると答える。「診断」を希望しているのであれば、なぜ診断が必要かを確認しそれに応じて答えていく。

第2章 3．リハビリテーションにおけるコンサルテーションモデルの進め方

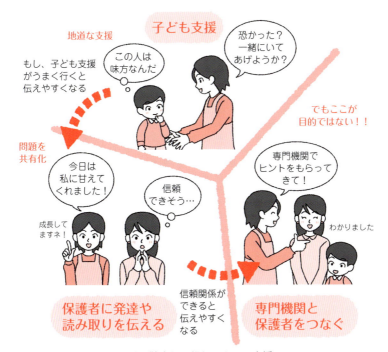

図6　独立して行える3つの支援

　『**療育センターにつなぐべきですか？**』：これも病院と同じ構造の質問である。しかし、この中には「保護者の協力が得られない」「療育センターでの生活が適切ではないか」という2つの意図が含まれていることがあるので、話をしながら探りを入れていく。

　『**保護者が協力してくれないので、ここでの支援が進まないのです**』：「センターにつなぐこと」と「子どもについて保護者と話をすること」と「その場で発達支援を展開すること」、これら3つのことは関連し合っているが、すべて独立している[※8]ことが原則である（図6）。その原則を念頭に置きつつ、なぜこのような思いを抱くに至っているのかを確認していく。内容をほぐしていくことで、その先にある悩みや困りごとがみえてくることが多い。ただし、関連し合っているが独立しているので、ここでできることを進めましょうという原則どおりの説明をすることで、納得してもらえることも少なくない。

　『**ほかに、もっと良い場所があるのではないか**』：療育センターでの保育や特別支援学級や特別支援学校など、生活の場を変更することを念頭に発言されていることが多い。これについては、早急な判断は控えるほうが賢明である。少なくとも、本人を観察する前の、資料を確認している段階で判断を口にすることのないようにしたい。意見に賛成でも反対

でも同様である。

　それぞれの言葉のところで述べたとおりであるが、言葉を額面どおりに受け止めるのではなく、その裏に隠れている思いや意図、状況などを推測することが欠かせない。特に関係する人たちが、どんな感情を持っているのかを把握することは重要である。ぜひとも留意しておくべきことは、この段階で訪問しているOT自身の判断を拙速に行わないことである。判断し、議論などをしないことである。この段階はまだ行動観察もできていない、話題となっている子ども本人を直接には知らない段階なのである。

　この段階では、あくまで「先生方はそのように思っているのですね」「そのように考えているのですね」と、先生方の考えや思いを共有することに留めることである。とても共感できない思いに出会うかもしれない。そんな思いや考えに対して、共感する必要はないが、共有はしておくべきである。行動観察をした後で、OTも子どものことが把握できた後であれば話せる内容は変わってくる。しかしながら、それでもどこまで踏み込んで話ができるかは状況によって異なってくる。やはり先に挙げたセオリーがベースになる。

4　コンサルテーションとして行う行動観察

　情報交換を終え、実際に行動観察を行う段階になる。行動観察を行う際には次の4つに分けて観察を行っていく。つまり、①環境一般の把握、②対応状況の把握、③行動の把握、④作業環境の分析である。順に説明を行っていく。

①環境一般の把握―クラス全体の評価（検討）

　まず行うことはクラス全体の把握である。ここで「クラス」とは話題となっている子どもが暮らしている生活空間を意味している。幼稚園や保育園であれば、遊び空間として廊下や園庭まで含めて、この段階で把握しておいたほうがよいかもしれない。全体とは、話題となる子どもが関わるか関わらないかは別にした、生活をしている空間の全体像のことである。④で述べる話題となる子どもにとっての作業環境としての環境分析と完全に分けきることは難しく、①として把握しても、④として把握してもかまわない。あえて分けているのは、これらの側面は、必ずしも話題となる子どもの、話題となっている行動に影響を与えているとは限らない。しかしながら、生活している生活空間の環境として、一般的な側面として把握しておきたい内容だからである。

　また把握するといっても、メインとなるのは話題となる子どもの行動面に時間とエネルギーを割きたいので、その時その場でのタイムスケジュールによって、どこまで丁寧に把握するかは異なってくる。ここでは説明のために詳述しているが、時間がなければ、ざっくりと見て終わりということもあるので、リストを埋めるようにすべてを把握しようとし

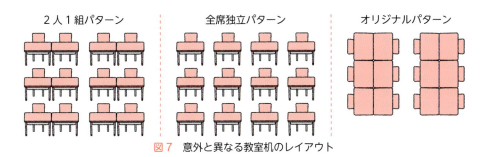

図7 意外と異なる教室机のレイアウト

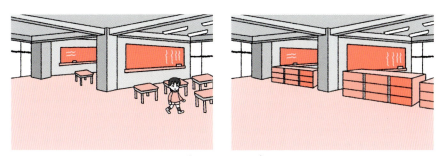

図8 タイプの異なるオープンスペース

なくてもかまわない。実際の現場では柔軟な思考が求められる。

1) ハードの側面：教室内において形として見える部分を把握するハードの側面の把握

（1）教室の作り方：学校であれば、いわゆるスクール形式なので大きな差はないことが多い。しかし、図7のように多少の差はある。教卓の位置はかなり差がありソフトの側面になるがルールも異なっている。いわゆるオープンスペース形式（オープンスクール形式）とも呼ばれる、壁がなく、廊下と一体になっている形式を取っている学校もある。そしてオープンといっても、廊下と教室部分との間にロッカーなどを配置している場合と、隔てるものが何もなく、完全に続きになっている場合とがある（図8）。

保育園や幼稚園であれば室内のレイアウトは大きく異なる。ピアノの位置、黒板の有無・使い方、予定表の使い方、ロッカー、制作をするスペースと素材や道具を置いておく場所、タオルかけ、水道の位置などである。保育園では、昼寝をどの場所で行うのかも把握したほうがよいことがある。

（2）構造化の傾向：室内のレイアウトなどをわかりやすく整理する構造化のアイデアは、特別支援教育・特別支援保育だけでなく一般的にも行われる。一般的な教育・保育にあっては構造化という言葉では表現されないで、例えば「コーナー保育」などと呼ばれる

こともある。つまり、特別支援教育・特別支援保育の経験や知識がなくても、一般的な教育・保育環境構成の中で同様の試みが行われていることがある。

　また例えば「コーナー保育」という言葉を知らなくても、単に「子どもにとって生活がしやすいから」という理由で、環境構成を行い、結果的に同じような空間が作り出されていることもある。ここで把握したい「構造化の傾向」とは、このようにそのクラスの先生が持つ環境構成にあたって持っているセンスのようなものである。知識や言葉として知っているかどうかではなく、生活の中で取り組みが実際に行われているかどうかで把握していく。

　(3) 掲示物：クラスによって大きく異なるもののひとつである。どんな掲示物が、どのようにレイアウトされているのか。どのレイアウトがよくて、どのレイアウトが好ましくないとは一概に言えないが、印象がかなり異なるのは事実である。

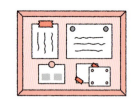

　(4) 大人の人数と子どもの人数：子どもの人数はクラスに在籍している子どもの数になる。時間割や教科、活動により異なることがある。保育園や特別支援学級・特別支援学校では異年齢で集団を形成していることもあるので、年齢・学年も把握しておくとよい。通常の地域校であれば、担任の教員がひとりというイメージがあるかもしれない。原則はそのとおりであるが、近年はチームティーチングや少人数で授業を行ったり、教科のサポートだったり、初任者のサポート、特別支援の支援員など様々な名目で複数の先生がいることがある。時間割りや教科によっても異なる。特別支援学級・特別支援学校であればクラスあたりの担任の数は大きく異なるので、その学校ごとに把握する。幼稚園や保育園であれば、それらの教室内の担任に加えて主任やフリーの教員が配置されており、時々クラスに入ることもある。そういった教員の存在があるかないか、どの程度あるのかなどを把握しておきたい。

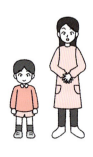

　(5) 時間割やスケジュール：ざっくりとした1日の流れである。その流れは月曜日から金曜日まで大枠で変わるのか変わらないのか、ざっくりと把握する。毎日繰り返されるルーチンワークは何かも把握しておくとよい。朝の会と係活動、みんなで体操、食事の準備と片づけ、帰りの会などがルーチンワークになっていることが多い。

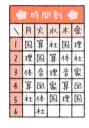

　(6) 掃除具合：嫌味を言うために把握するわけではないが、教室において、どの程度まで先生の目が行き届いているのかを知るきっかけ

のひとつである。特に幼稚園・保育園であれば、制作をした後の紙切れなどが落ちていることがある。学校であれば、そういった紙切れのほかに、消しゴムや鉛筆など持ちものが落ちていて拾われていないこともある。ロッカーで少し陰になっているところに溜まっていることもある。「毎日掃除しているはずでしょ⁉」。そのとおりではあるはずなのに、ある教室に行くとなぜか目立つのである。

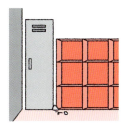

2）ソフトの側面：教室内にあって、目には見えないソフトの側面の把握

（1）教室の生活ルール：明示されているルールと暗黙のルールがあり、すべてを把握することは困難であるが意識的に把握するようにしたい。一例を表5にしている。挙げればキリがないが、私たちの観察や話題となる子どもの行動に影響しそうな側面を例として挙げている。ヒントにされたい。

表5　ソフトの側面で把握する時の観点例

幼稚園・保育園の場合	学校の場合
遊びの途中で、その場を離れる時にどこまで片づけをするか	発言する時の挙手のルール
途中でトイレに行きたくなった時	授業開始前後の挨拶
隣の教室への移動	提出物の扱い方
廊下でどの程度にダイナミックに活動が可能か	室内や廊下でどの程度遊べるか
園庭への出入りの自由度	校庭や体育館での遊び
室内の道具で使用してよいもの	訪問者への対応

（2）子ども同士の関係の作り方、ルールの存在、大人の介入具合：特に幼稚園・保育園では、どの程度先生方が介入するかは見ておきたい。特にトラブルが発生した時の介入のタイミング、解決の仕方などは把握しておきたいことである。

（3）話題となっている子どもとの関係性：ほかの子どもたちは、話題となっている子どもとどのような距離感を持っているのか。一緒に遊ぶのか、遊ばないのか、遊べないのかを把握していく。

②行動観察―対応状況の把握

ここでは、話題となっている子どもが行っている行動に対して、先生方はどのような対応をしているのかを把握する。最初の情報交換の段階で説明してもらっていることもあれば、十分ではないこともある。説明を聞いただけではピンとこないこともある。実際に、先生が取る対応の行動を確認するのである。

同時に、分析的視点がすでに求められ始めるのであるが、なぜそのような対応になって

いるのかも把握できるとよい。特に情報交換の段階で説明を受けた時に、対応方法に疑問を感じた時などは注意しながら把握するようにしたい。先生としても本来は別の対応が取りたいのに、不本意ながらそのような対応になっているということは少なくない。ほかの子どもへの対応や時間配分、全体の指導や授業との兼ね合い、ほかの子どもへの影響や印象への配慮ということもある。人手がないということもあるし、シフトの合間ということもある。実際の現場なのでセオリーどおりにはいかない、現実的な問題が影響し合うのである。先に「拙速に判断しない」と述べたが、こういった意味もあるのである。

　現場でその行動が起きている時の緊急度や緊迫度も把握する。先生がどのように感じているかということもあるが、第三者的に観察した時の度合いを把握する。その根拠は話題となっている子ども本人にとってだけでなく、もちろん周囲の子どもや大人とのバランスの中で判断されていく。そういった意味合いで、その行動や先生が対応していることが、周囲に与える影響も把握をしておく。影響しているのかいないのか。そして、周囲の子どもや大人の受け止め方も把握しておきたい。

③行動観察―行動の把握

　やっと、話題となっている子どもの、実際の行動を把握する段階である。実際の子どもの行動観察になる。子どもの行動観察をするうえでは、発達的視点や各種理論を知識として持っていて、その観点で観察をすることはもちろん重要である。それは地域支援を行うかどうかは別にして、OTが作業療法を行ううえでの基礎的素養である。基礎的素養については、別に研修を受けるなどして、常にアップデートされた知識と技術を得るようにしておくべきである。

　地域支援の現場で筆者が特に活用している知識・技術を一部紹介する。コンサルテーションという相談支援技術の枠組みからはややはずれる話題ではあるが、でもしかし、実際の現場では最も気になること、知りたいことのひとつでもあると思われるので、他書ではあまり触れられることが少ない部分についてのみ紹介しておきたい。

　筆者が特に活用するのは、1) 発達的視点に基づく活動分析と作業分析・動作分析、2) 高次脳機能の知識、3) 行為機能（praxis）、4) 作業療法の視点である。

1) 発達的視点に基づく活動分析と作業分析・動作分析

　まず挙げるのは、OTにとって最も基礎的な技術のひとつといえる活動分析と作業分析である。筆者はとても重要な技術だと考えており、この技術は地域支援だけでなく、子どもに直接発達支援を行う場面でも、そのほかの業務の場面でも頻繁に活用している自覚を持っている。

　活動分析と作業分析と動作分析の分類や整理の仕方についてはいくつかの考え方がある

が、筆者が行った整理に基づき[9]説明を行う。

作業分析とは「対象となる人・子どもがどのような価値観を持っているのかを分析すること」と、作業活動が「どのような特徴を持っているのか」という視点である。

活動分析とは「作業活動そのものの分析」であり、それは「①活動の分解、②プロセスの分析、③要素の分析」という手順で進められる。

動作分析は「活動分析を行ったステップ、プロセスの各場面で、どのような動作が行われているかを分析すること」であり、この3つの分析の中では「最もミクロな視点での分析」である。

そのうえで発達的視点に基づくとは「いま、子どもが見せている姿・行動を、複数の視点や複数の専門性で把握」する水平横断的な視点と、「発達的に変化する観点から、変化する時間軸として把握」する縦断的な視点と、それぞれの視点からの把握を組み合わせて「現在の状況を立体的・構造的に把握する」ことである。

2) 高次脳機能の知識

地域支援に出た時には高次脳機能の知識が不可欠である。実行機能（遂行機能）、ワーキングメモリー、注意機能、二重課題（ダブル・タスク）、自動化といったキーワードを挙げることができる。

これらの知識については、成人に関しての成書は数多く出版されているが、子どもにおける症状の出現の様子や評価の方法・観点などが紹介されていること、まして低年齢であったり、知的に障害がある場合にどのように理解していくのかについて言及されている資料はほぼ見当たらない。子どもたちは、まだ子どもなので、大人でみるような高次脳機能がまだ獲得されていないかもしれない。しかし、高次脳機能は一定の年齢になって突然獲得されるものではなく、その萌芽は幼少期にみられるのである。これが1）の発達的視点（縦断的視点）である。ちなみに、こういった発達の見方は、高次脳機能に限らず、どんな発達的な機能においても同様である。

また、高次脳機能の知識を持って子どもを観察するということは、「高次脳機能障害がある」と判断することが目的ではない。その知識を活用するのである。少し例を挙げる。

☑ 例えば、教室からホールを通ってトイレに行こうとしていた3歳児が、ホールの片隅にある遊具を見つけて、そこで遊び始めてしまって、トイレに行くのを忘れてしまった。

☑ 学校で、夏のプールが始まるために着替えをしなければいけない4年生であるが、机の上には前の授業で使用していた教科書・ノート・筆箱・プリントがたくさんあ

り、プールのための水着・タオルも出してしまって荷物の山になり、途方に暮れ、机の上が惨憺たる状況になっている。

　こういった状況はよくみられる。もちろん、まだ低年齢だから、獲得を期待できないことはありうる。では、いつになったら、どのような状態になったら期待してよいのか、期待できるのか。つまり、「誘惑に惑わされずにトイレに一人で行くことができるという課題は、何歳になったら設定してよいのか」という質問に答えなければならない。本人の発達特性によって、「机の上を順番に整理しながら片づけて着替えを行う」という課題を設定することが難しいこともある。発達の遅れというよりも偏りという理解に基づく。それを考慮して、提案する支援を工夫することになる。高次脳機能の知識が不可欠である。

　そして、高次脳機能の知識は、1）で述べた活動分析・動作分析においても活用していくことが重要である。

　「学校の教室で、プリントが配られる。前の席の子からプリントを受け取り、自分の分を1枚取り、残りを後ろの子に渡す。これがうまくできないのはなぜか」という相談があった時に、見てわかる、行動として表現されている部分だけを観察対象にしてしまうと、この子どもがつまづいているポイントを見つけられないかもしれない。それぞれの行動レベルでのプロセス分解だけでなく、その行動が起こるための高次脳機能レベルでのプロセス分解、要素の分析を加えていきたい。

　先のプリントを回す子の例であれば「自分の分を1枚取った時に、後ろに回すべきプリントと自分のプリントの区別がつかなくなってしまって、混乱し、フリーズしていた」ということがあるのである。

3）行為機能（praxis）

　行為機能とは感覚統合理論で想定されている、人が行動を行う時に必要とされる機能のひとつである。特に不慣れな行為を行う時に必要とされる働きである。何か行為を行おうとしている時に、頭の中で行われる働きのことである。人が行う行為は、観念化（ideation）、順序立て（programing）、遂行（execusion）の3つの段階に分けて考えることができる。つまり、どんなことをしようかと考える段階である観念化、その行為はどんな順番で何から行えばよいのかを整理する順序立て、実際に試行してみてうまくいかない時にはプランし直すことも含む遂行、という3段階である。

　実際の子どもの様子を観察していると、2）の高次脳機能とすみ分けることは難しいが、両者の知識を持っておくことで、多様な子どもたちの姿を観察することが可能になると考えている。

4）作業療法の視点

最後は、OTにとって基本的な人の見方のひとつであるP-E-Oモデル（図9[※10]）である。ただしこれがすべてではない。例えば人間作業モデルでもよい。ここで必要と考えているのは人や人の行動を包括的に捉える視点である。生態学的（ecological）な視点と呼んでもよい。人の行動を、単にその人の機能や発達特性だけ

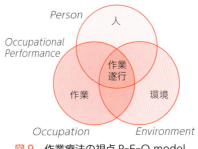

図9　作業療法の視点 P-E-O model

に原因を求めるような還元主義的な視点で終わるのではなく、環境や作業活動との相互作用によって生じてくるというダイナミックな視点である。

ここで述べた、子ども自身の行動を分析する視点に、作業課題そのものを分析する視点、そこに本稿の多くで解説している環境を把握する様々な視点、それらの視点で得られた情報がどのような相互作用のもとにあるのかを分析していくのである。このように書くと、とても難易度が高いものに感じられるかもしれない。しかし、OTであれば直感的に行っていることであるだろう。次のような例を参照してほしい。

・走り回ることが相談内容で上がっている子どもを見て、「広いホールで、風船遊びをしている状況であれば、走り回って当たり前」であり「その時間は、"歩いて遊ぶ"約束を守ることは2歳児には困難である」という結論に。
・音楽の時間に部屋に入れないという相談内容で上がっている子どもの場合では、「統制が取れていない音楽室ではガチャガチャに様々な楽器の音が鳴っている」ので「音が苦手な彼が入ることを拒むには相応の理由がある」という結論に。

これまで紹介してきた子どもの力を把握するための知識を踏まえつつ、地域支援の現場で重要な観察のポイントがある。子どもの行動の「できること探し」である。その生活空間において、どのような能力を発揮しているかを把握するのである。なぜ「できること探し」が重要かというと、この後実際の支援の手立てを検討していくわけであるが、その支援の手立てのヒントは「できること」から得られるためである。

大抵の相談内容は「〜ができない」という形で、「できない」内容が上がってくる。「集団行動が取れない」「落ち着いて話を聞いていられない」「授業中席に座っていられない」「活動に集中できない」などである。そして、その「できない」状況・内容はたくさん上がってくる。「〜の時もできなかった」「〜をしてもだめだった」「〜ではできない」「もう

ムリなんじゃないかな」などである。正直、話題となっている子どものできないことばかりを突きつけられてくると、親でもなんでもないのだが、聞いていてこちらの元気がなくなってくる。

　ただし、「できること探し」をするのは、そういった精神論・気分の問題ではなく、「できないこと」をいくら集めても、その子が「できない」というネガティブなイメージを強固にはするが、支援のヒントにはつながらない。なぜか。「できない」というだけでは、どの程度子どもの能力が生かされて発揮されているかがまったく把握できないからである。子どもの能力のうち 10％しか発揮できずできないのか、80％発揮してもできないのかではまったく意味合いが変わってくる。子どもの能力を把握するためにも「できること探し」をするのである。

　「できること探し」をするコツは「必ずある」という思いを持ち、どんな小さなものでも見つけることと、先入観を捨てることである。先入観とは「もう 4 歳だから」「小学校 5 年生になるのに」など年齢で区切ることや、「一般的には」「ほかの子は」「フツーは」などの常識で区切ることである。こういった先入観を捨てて探すことで発見されていく。効率よく探すためには、話題となっている「できない」ことの反対の「できる」ことを見つけることから始めるとよい。

・席に座っていられない　→　給食で自分の分を食べている時は 15 分間座っていました
・話を聞いていない　→　大好きな〇〇ちゃんの話なら 10 秒聞いていました
・自分から行動できない　→　トイレに行く時は自分から行きました

　例を挙げて確認する。この時に、もうひとつのコツは、「でも、〇〇はできない」という思いも脇に置いて探すことである。そして、「私がこれだけ説明しているのに！」といった、支援者側の思いや事情も脇に置いておく。こうして、子どもが「できること」がたくさん集まってくると、それがヒントになり、子どもができるための条件が見つかってくるのである。できるための条件が見つかれば、それをスタートにして生活の中で環境設定を行い、スモールステップを組んでいくことになる。

話を聞いていない→（いまできていること）大好きな〇〇ちゃんの話を 10 秒聞いている
　　→（最初の目標）〇〇ちゃんの話を 20 秒聞く
　　　→（次の目標）〇〇ちゃんの前に先生の話を 5 秒聞いてから
　　　　→（その次の目標）先生の話を 10 秒聞いてから

第2章　3．リハビリテーションにおけるコンサルテーションモデルの進め方

これもほんの一例である。こんな小さいステップを組むのか！　スモールステップなので、これでよいのである。秒単位の自己ベストを日々更新する。そのように細かいステップを組み込んでいくのである。「できること探し」を行い、できることの積み重ねの上に課題解決という結果がついてくるのである。

④作業環境の分析

先にも環境の把握については述べているが、そこで述べたのは、あくまで教員という一般的な環境を把握することであった。それに対して、ここで述べる環境の把握は、そこで行動している子どもにとって、どんな影響を与えているのかを分析するために行われるものである。したがって、③-4)「作業療法の視点」（65頁参照）で述べた、人・作業・環境との相互作用という考え方に基づいている。

把握すべき環境を筆者は次の4つの側面に分けて整理している（表6[※11]）。つまり、"ひと・もの・ば・とき"の4つの側面である。

1）ひとの分析

その構造にいる人の把握と対象となる子どもの行動との関係をみていく。対象となる子どもがそれらの人をどのように捉えていて、関係を持っていて、行動に関係しているかをみていく。

2）ものの分析

対象となる子どもの行動とどのように影響するもしくは影響しないかをみていく。その部屋にいるほかの子どもは見つけないけれども、その子だけが見つける隙間みたいなものは、臨床の中ではよく聞かれることである。

3）ばの分析

その作業活動が行われる場所の特徴として、どんなことが把握できるかをみていく。聴覚的・視覚的・嗅覚的など、感覚の側面から把握する視点も重要である。その子どもにとってみてなじみの場所かどうか。また、その場所の持つ意味も考える。

それは一般的にどうかという視点だけでなく、対象となる子どもにとってどのような意味が設定されているのか・付与されているのかを把握することが、重要である。保育園の玄関は、保護者と引き離される場所という意味が付与されているかもしれないし、園長室は時々つまみ食いをさせてくれる秘密の場所という意味があるかもしれない。一方、ある子どもにとってみると、園長室は怒られる時に行く嫌いな場所のひとつかもしれない。

4）ときの分析

時とは時間である。様々な時間軸で把握する。年単位・季節・月・週・日・分といった時間的大きさの違いなどである。午前か午後か、夕方か夜か、という視点。前半・中盤・

67

表6　環境分析の視点[11)]

	ひと	もの	ば	とき
	人	物	場	時
環境分析としての視点	・どんな人がいるか ・本人と関係がある人だけでなく、一見無関係にみえる人も含めて、すべてピックアップする ・それぞれの人は、本人とどんな関係がある人か ・直接的な関係だけでなく、本人たちの自覚によらない影響の有無も観察していく	・どんなものがあるか ・本人と関係があるものだけでなく、一見無関係にみえるものも含めて、すべてピックアップする ・それぞれのものは、本人とどんな関係があるか　本人が関わりを持つものは何か。持たないものは何か ・それぞれのものに共通する特徴は何か ・直接的な関係だけでなく、本人の自覚によらない影響の有無も観察していく	・聴覚的 ・視覚的 ・嗅覚的 ・そのほかの感覚的に ・子どもの目線の高さで把握するようにする ・できれば複数の人の目で確認するほうが、異なる情報を得ることができる可能性がある ・なじみの場所か否か ・その場所が持つ意味は？ ・一般的な意味と、本人にとっての意味	・1年の中で ・季節の中で ・1カ月の中で ・1週間の中で ・1日の中で ・1時間の中で ・各ピリオドの前半後半
特に、特定の行動やエピソードとの関連で分析する時の視点	そのエピソードが生じる時に関わる人を書き出す 視点としては ・誰とでも変わらないか ・特定の人の時に生じるか ・特定の人だと生じないか 特定の人とは？　その特徴は？ ・保護者 ・担任 ・園内の職員 ・見ず知らずの人 ・子ども ・年齢 ・性別 ・体格 ・力関係	そのエピソードが生じるときに、特定のものが関係しているか。あるいは関係していないか そのものの特徴は？ ・大きさ ・重さ ・長さ ・色 ・肌触り ・価値 ・所有者 ・文脈	・そのエピソードが生じる時に場所と関わりがあるか？ ・特定の場所でみられることか？　場所には関係がないか？ ・それぞれ共通項はあるか？	・どんな時間帯だと、そのエピソードが生じるのか、生じないのか ・時間帯の共通項はあるか？

後半といった時間の中に占める位置という観点もある。週の前半と後半や1時間の中の前半と後半、もしくは活動の前半と後半などである。

5 行動観察するうえで観察する際の自分の価値観を知る─主観と客観

　作業療法の臨床を行っていくうえでも同様であり、特別なことではないが、自分自身の持っている「価値観」が観察＝評価に大きく影響することが、地域支援の現場ではよくみ

られる。ある人が見ると「騒々しいクラス」が「元気のよいクラス」に。みんなが「落ち着いているクラス」にみえたのに「先生に押さえつけられている」とみえる人も。「かわいい制服を着ている」と思った人がいれば「制服なんか！」と思う人もいるのである。

"客観的評価を行おう"ということがいわれることがある。しかし、客観的とは何であろうか。観察するのはこの"私"である。"私"が自分の主観を排除して、"私"の機能的部分だけを活用して観察するなどというのは、ロボットではないので原理的に不可能である。そもそも、客観的評価として例示されるテストバッテリーなどであっても、開発するグループがある機能を評価したいという動機がベースになっているはずであり、それがそもそも主観なのではないだろうか。

筆者は、無理に"私"から感情や価値観を排除しようとするのではなく、自覚的になるべきであると考えている。地域支援の現場を訪問した時に私たちには様々な感情が湧き上がってくる。何も起きないことも、もちろんある。その感情の源泉はどこにあるのか、それに対して自覚的になるということである。自分が育ってきた環境と似ていて「なつかしい」のか、小学校時代の嫌な思い出がよみがえってきて「暗い場所」にみえるのか。そこに自覚的にならないと、その環境を評価・分析する時にノイズが大きく入り込んでしまうことになる。

したがって、その場で生じる感情や価値観に対して、自分自身の主観である価値観や背景がどのように影響しているのか、自覚的でありたいと思っている。そして客観的かどうかという判断はつかないが、妥当性が高い評価ではありたい。複数の人が結果を聞いた時に納得してもらえるような、「妥当です」「私もそう思います」という判断をしてもらえるような結果である。

6 行動観察後に確認をする

行動観察の途中、もしくは行動観察を終えて、確認を忘れないようにしたいことがある。主訴で上がっていた行動は、今日見ることができた行動かどうかである。観察を行っていると、先生がなぜそのような対応を行っているのか理由がわからないことがある。時に「もっと良い対応があるのに」と、現状に対してネガティブな感情が湧き上がってくることがあるのも事実である。そういった時こそ特に注意したい。この段階で丁寧に確認をすることが欠かせない。感情を前面に出すことなく、表現に気をつけながら、冷静に確認することが必要である。

例1

OT：「授業中に先生が大化の改新について話を始めた時に、彼が突然立ち上がり、後ろに歩いていきましたね。あの時は理由がなかったようにみえましたが、あれが先生がおっしゃっていた【突然立ち上がり、何をしたいかわからない。わからないから対応をしてやれない】という場面でしたか？」

先生：「いや、あの時に立ち上がったのは、あの様子だと忘れものをカバンに取りに行こうとしたのだと思います。その前に「あ、忘れた」という表情をしてましたから。でも、途中でだめだと本人が気づいたのでしょうね。それで何も取らずに戻ってきたんだと思います」「その後に、みんながプリントを始めたタイミングで立ち上がりましたね。廊下のほうに歩いていきました。あれの理由がわかりませんでした」

例2

　観察している場面で子どもがパニックになり教室にいられなくなり、保健室に移動する事態があった。観察しているOTからは、パニックになる前段の兆候は「独り言の増加」という形で明らかなようにみえて、それには先生も気づいているようであった。そのタイミングでなんらかの手立てを講じていればパニックはある程度防ぐことができ、保健室に移動になる事態は回避できたのではないかという思いを抱く。「不要なパニックになり、子どもがかわいそうだ」「先生は、なんで適切な対応ができないんだろう」と、状況と先生に対してネガティブな感情を抱いた。終了後、先生に確認をしてみた。

OT：「先生、あそこでパニックになり、保健室に移動することになりましたね？　いつも、あのようにパニックになり、部屋にはいられなくなるのですか？」

先生：「いや、いつもと全然違いますよ」

OT：「え??」「…どういう…??」

先生：「今日は先生が見に来てくださっているから、特別です。せっかくなので、彼には悪かったのですが、支援をしない状態の彼の姿を見てもらおうと思いまして、あえての姿です。私もつき合いが長くなってきたので、あそこに至る前に対応することがだいぶできるようになってきたと思います。いつもはもっと手前で声をかけています。したがって、あんなにひどくならないですんでいます」

OT：「先生、それはどの辺ですか？」

先生：「グループワークが始まる前に、彼が鉛筆を2〜3回落としましたね。あの頃で

す。彼は、イライラが始まってくるとなぜかものの扱いが雑になるのか、よくものを落とすんです。そうすると、"いよいよかな" という感じですね。なんでイライラするとものが落ちるのか、私には理由はわからないのですがね」「ただ、そのことはほかの子どもたちも知っていて教えてくれます。『先生、ナオキの消しゴム落ち始めたよ！』という感じで」

OT：「え…そうなんですか…」「彼の独り言が始まりましたよね。鉛筆が落ちたのは、たしか、その前ですよね…」

先生：「そうですそうです」「あの独り言が始まったら、もう、教室にはいられないですね」

OT：「そうなんですね。あの独り言がポイントかと思ったら、もっと前の段階なんですね」

先生：「そうなんですよ。今日、お聞きしたかったのは、あのものを落とし始めた段階で支援をしていますが、それでよいのか、ということです。早すぎないかな、と。支援し過ぎではないかと思っているんです」「あと、なんでイライラし始めるとものが落ちるのか。そのなぞというか、関係も知りたいんです」

OT：「…そういうことですか…」「わかりました。私が見ていて感じたこととしては〜〜〜（以下略）」

7 対応策を検討する

相談を受け取ってから、実際に行動観察を経て、いよいよ解決策・改善策を検討していくことになる。解決策・改善策を考えるうえでは、①3つの選択肢、②具体的な実現可能なアイデア、③コーディネート力という3つの観点が重要になる。

①3つの選択肢

目の前で起きている状況に対してどのような対応ができるか、その選択肢は3つあると考えている。

1）本人の力が向上することを期待する

本人の力が成長する、向上することを通じて、事態の改善を期待することである。機能改善、ボトムアップといった言葉と同義である。できなかったことができるようになる、わからなかったことがわかるようになる、そういった力の成長・充実を期待することである。当然、関係する人たちが真っ先に浮かぶ選択肢であり、期待することでもある。

2）環境調整によって、持っている力を引き出す

本人の力の成長・充実を期待したいことはもちろんであるが、子どもの力が伸びるのは

時間がかかる。成長するまでの間どうするかということが、当然検討されなければいけないことである。そのための選択肢が環境調整によるものと、見守りになる。

環境調整は本人の力は当面変化はないが、環境を変えることにより、子どもがいま持っている力をより良く発揮してもらうための取り組みである。環境を変えることで、話題となっていた行動が生じなくなるということもある。もちろん、環境調整によって、"いま""ここで"できるようになることが、子どもの力の成長につながっていくということは十分にありうるので、子どもの成長を期待することと無縁ではない。でもしかし、環境調整で行うことは、子どもの成長を期待するだけではないので分けて考えるべきである。

3）根拠と見通しとリスク管理を伴った見守り

行動の内容によっては、状況によっては、いま取り上げて考えなくてもよいというものも当然ある。筆者はよく「その行動は気になるかもしれませんが、放っておきましょう」と話すことがある。放っておけるかどうかは条件次第である。だからこそ、放っておいてよい根拠と、いつまで、どういう状況がみられる間は放っておけるかという見通し、どういった姿になった時は止めるべきなのかというリスク管理を、同時に提示することが必要である。

子どもと先生と、その環境が抱えている大小様々な状況の中から、何を改善検討の対象として取り上げるのか、見守りにするのか、環境調整で当面切り抜けるのか、それを検討していく。当然、集団生活を行っている現場はとても忙しいので、理論的にはきわめて正しいことかもしれないが、そんなにたくさんのことを同時に行うことは不可能ということもある。優先順位とバランスをつけることが必要である。

そのためには、先生方の体制、先生方のキャラクター、先生方の力量、ほかの子どもたちの状態、ほかの子どもたちへの影響、対象となる保護者、ほかの子どもたちの保護者、その施設の教育・運営・指導方針、コスト（準備までの時間的・金銭的・労力として実施中の時間的な）などを念頭に置き、バランスを検討していくことになる。

バランスを考える時には、ぜひ先生方とOTの価値観の違いも念頭に置いておきたい[※12]。図10は、先生たちが持っているであろう価値観のバランスとOTのそれを比較するためのイ

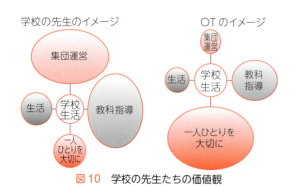

図10　学校の先生たちの価値観

メージ図である。子どもたちの生活の中で4つの要素があった時に、どこにウエイトを置いているかがわかるだろう。バルーンが大きいほうが重要度が高いということをあらわしている。

　先にも書いたがOTは、目の前にいる、対象となる子ども一人ひとりのことを考える傾向が強い。対して、先生方は、もちろん一人ひとりの育ちを大事にしてはいるが、それ以上に集団生活・集団運営ということに心をくだいている。この違いは、どちらが良くてどちらが好ましくないというようなレベルの話ではなく、役割の違いである。方向性が異なるのである。集団で生活している時に、ある特定の子どもの対応に先生がかかりっきりになっていて、自分たちの勉強が一向に進まないという状況、ほかのクラスではかけ算・わり算が終わって分数に入っているのに、自分たちのクラスではかけ算が始まったばかりというような状況。クラスのほかの子どもの立場になると、それはそれで非常に困ることなのである。先生方はそういったことも考えながら運営をしているのである。繰り返すが、これは**役割の違いなのである**。OTだけがアツくて先生方がアツくないのではない。この点は、絶対に忘れてはならない。

②具体的な実現可能なアイデアの提示

　対応策を考えるうえで、重要な2つ目の観点は具体的な実現可能なアイデアの提示である。一般論を述べるのではなく具体的なアイデアである。

　具体的な、というのは目の前にいる子どもにとって生活の場である、そこでできることをいう。一般論で解決するぐらいの事態であればそんなに悩むことはない。一般論はわかるが対応できない、解決できないからこそ相談のQuestionが出ているといえるのである。保育士が保育士としての専門性に立脚して考え、それでも解決できない時に連携が意味を持つ。専門家同士の関わり合いとしてのコンサルテーションのスタイルがよく合うようになる。専門家同士が「双方がその専門性において自立している関係こそが本当に意味ある連携と支援を生む」[※13]という。

　例えば、保育士のフィールドである保育園においていえば、子どもたちは自由に遊ぶ時間もあり、集団で活動を行う時間もある。自由な時間は好きに遊んでいてよいが、友だちと遊べるようになったほうがよいのではないか、という点。また子どもたちはできれば集団に参加できたほうがよいのではないか、という点。これらの点について、一般論としてはyesの旗を挙げてくださるのではないだろうか。OTだけでなく保育士も同様である。

　だからこそ、集団からはずれがちの子どもがいた時に「集団に少しでも参加できるとよいですね」とOTが語っても、それは保育士も同様に感じていたはずである。それはわかっていながら、あれこれと保育士の専門性に基づき取り組んできたうえで、それでもう

まくいかないから相談に上がっているという可能性を考えるべきである。一般論は聞きあきているのである。参加してほしくても泣いて嫌がる子ども、参加させようとしても先生をたたき噛みつく子ども、その子たちに何をしたらよいのか、そういった場合の対応策を具体的に示すということである。

　実際の生活場面では、次のような質問をもらうことがある。

例

・階段を昇り降りする時は、右手で手すりをつかむべきか、左手で手すりをつかむべきですか？
・卒業式に参加しなければいけない6年生。体育館に入るのをいやがるのですが、自分の番で卒業証書をどのように受け取ればよいでしょうか？
・保育園について、母子分離の場面で、私が引き受けられれば泣かないのですが、シフトの関係で週に2回は、私以外の保育士が引き受けなくてはいけません。泣かせてしまうのはしかたないのでしょうか？

　具体的な場面で、具体的な案が求められるとは、このような日常の具体的場面の中で実際にどのように対応すべきなのか、ということである。そういった具体的な案を考える時のヒントになるのは5W1Hの考え方である。次に挙げる6個の要素ごとに、そこで選択された要因の時に、その対応を行うのか逆に対応を行わないのかということを検討していき、組み合わせを考えていく。

1）When

　時間帯やある活動に従事している時。毎日なのか特定の日なのか。活動場面（授業、給食、自由遊び、トイレなど）での選択になるかもしれない。

2）Where

　場所として、教室、廊下、園庭、事務室、玄関など特定のどこかを選択するのかしないのか。友だちの前や保護者の前、特定の先生の前など状況を選択することもある。

3）Who

　その対応をする人は特定の大人なのか、全員なのか、友だちも含めるのか、保護者も含めるのか。本人との関係性などももちろん考慮する。一緒に給食を食べている仲間とか、一緒に帰る友だちとかである。

4）What

　どの行動を対象とするのか。Whenと関連するが、どういった状況の時のどの行動かと

いう組み合わせで考える必要があるかもしれない。

5）Why

理由は様々なものが挙げられる。発達的に意味がある、発達特性や行動特性による、集団にとって意味がある、本人の性格による、本人の好みによる、周囲の特徴による、周囲の好みによる…などである。

6）How

そして、それらの状況の中で「どのように」である。例えば、声をかけるというのは、正面からなのか後ろからなのか。名前を呼ぶのか呼ばないのか。肩に手をかけるのは声をかける前なのか後なのか、などなど、挙げればキリがないが、ここをより具体的に紹介できるかどうかは、実際に行う先生方が具体的イメージを思い浮かべられるかどうかによるので、丁寧に考えたい。

これらを組み合わせることによって、具体的な場面が想定され、具体的な方法を提示することが可能になる。

例

保育士：「子どもに声をかけるときは、正面からがよいのか横からがよいのか、いかがですか？」

OT：「本人を遊びに誘う時には正面から誘ってあげてください。本人に反省を促さなければいけない時は横にしゃがんで肩を抱いてあげてください。反省を促すときに正面から関わると、本人はほかの子以上の圧迫感を感じてしまって、話が聞けなくなる様子がみられるからです」

---

③コーディネート力

相談内容によっては、その場だけ、その施設だけ、訪問している自分の専門性だけでは解決できないことがある。ある場面では、自分の力量・専門領域の限界を適切に把握し、自分の限界を超えた時に適切に速やかにリファー（refer）できることが、高い専門性と評価されることがある。コンサルテーションの場面においては、自分の力量・専門領域の把握に加えて、相手機関の力量と専門領域および責任領域の把握が必要である。そして、その機関で担うべき範囲はどこまでであるかを考え、そのラインを超えた場合には、適切な他機関につながることを提案していくことになる。そのためには、地域の機関同士の役割分担を知識として得ておくことが必要である。専門職の役割についても同じことがいえる。

巡回相談など地域で出会う相談に対して、よく紹介する先の機関の例としては、相談支

援事業所、保健センター、児童相談所、子ども家庭支援センター、教育委員会の教育相談を挙げることができる。これだけで十分とはいえないが最低限知っておきたい知識ではある。特にいまの時代においては、子どもの相談はもちろんであるが、子どもを取り囲む家族の問題も大きなテーマになることがあるためである。キーワードとしては、貧困、ネグレクトを含めた虐待、養育能力の低さ、海外にルーツを持つ子どもたちといったことが挙げられる。

8 検討した具体案を提案する

ここまでのプロセスでたどり着いた具体的な提案を、いよいよ相手の機関、先生に提案する段階である。ここで OT が説明すべきこととしては、①話題になっている行動の背景・理由に関する仮説、②当面取りうる対応策、③中期的にみて取り組むべき対応策、④それらの対応策を実施するうえでのコスト、⑤期待される結果と影響、そして⑥成功確率である。

①話題になっている行動の背景・理由に関する仮説

子どもたちの課題を考える時に図 11 のような氷山モデルが用いられることが多い。海面に見えている氷山はあくまで氷山のごく一部であり、海面下には大きな部分が隠れていることをモチーフにしている。表面に見えている行動が海面上の氷山であり、私たちが見なくてはいけないのは、見る努力をすべき部分は、海面下の目に見えない部分の、子どもの特性や環境の影響などである。特に作業療法の視点（65 頁参照）では、海面下における構造を、人と作業と環境の 3 つの相互作用によって捉える。その 3 つの相互作用の結果として、行動が生じていると考えるのが作業療法である。他機関・先生方に対して行動観察（61 頁参照）で得られた情報から、この海面下の相互作用の部分を説明し、なぜこの行動が起きていると考えられるのかの仮説を説明する。留意すべきは、あくまで仮説であり異なる仮説が成立する可能性を忘れないことである。

②当面取りうる対応策

その仮説に基づいて、いますぐ行うことを提案する。話し合いの終了直後にできるような、いますぐに行うべきことである。例えば、「けんかは止めてください」「たたくのは止めてください」などである。先生方は本当

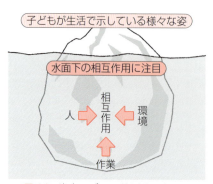

図 11　氷山モデルで考え活用する！

に真剣に話を聞いてくれる。この子どもがなぜほかの子をたたかざるをえないのか、その仮説を海面下の相互作用として説明していくと、先生方は子どもが置かれている状況に共感し、「この子が悪いのではない」という思いを抱くようになることが多い。そうすると、その子どもがしたくてやっているものではない、まして悪いわけではないこの行動を止めてしまってよいのだろうか、という疑問につながり、本当に「たたいているときは止めてよいですか？」「噛むのはやめさせたほうがよいですか？」という質問につながるのである。

　訪問する OT は、先生方に、その日しか会うことができない。説明することができない。だから、その場で曖昧な説明になってしまうと様々な解釈が成り立ってしまい、意図しない結果に結びつくことがある。言葉を曖昧にせず、明確に述べることが必要なことがあるのである。

③中期的にみて取り組むべき対応策

　行動を単に止めるだけなどの対応はいわば応急処置である。緊急事態に対して応急措置は必要であるが、中期的にみた時には別の視点が必要である。実際に子ども自身が成長するための取り組みである。友だちをたたいてしまうのであれば、いまはまず止める。それと並行してたたかないでも友だちと遊べるようになるための、子ども自身のコミュニケーションスキルの向上を期待する対応などを行っていく必要が、当然ある。前項で述べた、対応を検討する際の３つの選択肢（71頁参照）のひとつである、「本人の力が向上することを期待する」ための策である。現場の先生方も、やはりここを聞きたいのである。

OT：「たたいている時は止めましょう」
保育士：「わかりました。でもそれを繰り返すことで、本人はもうたたかなくなりますか？」
OT：「いえ、たたくのを止めるのは応急的対応です。本人がたたかなくても自分の思いが伝えられるようになるためには、別の対応が必要です。それについては〜〜〜（以下略）」

　内容によっては、②当面取りうる対応策と③中期的にみて取り組むべき対応策（中期的に直接発達支援に寄与する対応）が同じ場合もありうる。必ず別でなくてはいけないということではない。

④それらの対応策を実施するうえでのコスト

　これらの提案を実施するためのコストはどの程度かかると想定されているかも、適切に

説明できる必要がある。ここでいうコストには金額はもちろんであるが、人的コスト・時間的コスト・場所的コストが含まれる。

1）金銭的コスト

道具やものを準備する必要があればそれにかかる費用。継続的に対応を行う場合に想定される必要経費など。

2）人的コスト

その対応に何人の人の手が必要か。大人や周りの子どもの手が必要なこともある。手がかかるからだめということではない。むしろ積極的に手をかけてもらうことに加えて、その対応に対してほかの子どもへの意味づけも一緒に提供することで、クラス運営上好転することもある。

3）時間的コスト

時間は、準備と実施と結果の3つに分かれる。準備については、どの程度準備に時間がかかるかである。実施は、実際にその場で対応を始めるとどの程度時間が必要かである。結果とは、そのような対応を始めてから結果が出るまで効果が得られるまでの期間としての時間である。結果までの時間を伝えないでお願いをすると、時に2〜3回取り組んで結果が出ないということで、取り組みをやめてしまうことがある。「10回は続けてください」「1カ月は様子をみてください」など明確に伝えるべきである。

4）場所的コスト

その対応を行うために場所・スペースが必要になった場合のそれらを指す。教室の一角でよい、廊下を占拠する、保健室のベッドの上などの選択肢が考えられる。

> **例**
>
> パニックを起こす子どもがいたとする。その子への対応として、「必ず1対1で行ってください（人的コスト）。対応を始めたら20分は覚悟し（実施時間的コスト）、2週間は継続してください（結果時間的コスト）。場所は廊下のコーナーがよいですね（場所的コスト）」といった具合である。

⑤期待される結果と影響

これらの対応策を実施した結果としては何を期待しているのかということについても、明確に説明をしておくとよい。先生方は相談したことのすべてが解決してくれることを望んでいる。当然主訴に答えることが必須である。しかし、内容によっては、ステップを踏まなくてはいけないものがあったり、ひとつずつ効果を確認していかないと取り組みを広

げられないものもある。だからこそ、その算段も伝えておくべきである。

また、得られた結果がどのような影響力を持つと期待できるのかも説明しておく。肯定的影響と否定的影響とがある。影響は本人に対するもの、周囲の子どもたちに対するもの、担任の先生に対するもの、ほかの先生に対するもの、本人の保護者に対するもの、ほかの子どもの保護者に対するものがある。集団を運営している先生方は、ほかの子どもや保護者への影響を常に意識している。当然のことである。そのことに対して、十分な想定ができなくても配慮している姿勢をみせることが重要である。

例えば、「いまは友だちを噛むのをとにかく止めましょう。2週間は頑張ってください。止めるだけでは、本人の発達に対するプラスは正直あまりありません。しかし、ほかの子の印象が変わります。『あの子、噛まないね』という印象にしていきましょう。それは保護者にも伝わります。クラス全体をみる保護者の雰囲気が変わると、次の手を打っていける可能性が出てきますので頑張りましょう」といった具合である。ここでは、「噛むのを止める」という対応の結果で期待しているのは、本人が噛まなくなる姿になることではなく（期待しないわけではないが）、ほかの子への印象を変えること、ほかの子どもの保護者の印象を変えることである。

⑥成功確率

最後に、これらの取り組みを行って成功する確率を伝える。45％とか60％とか明確な数字で伝えることは困難だとしても、「2カ月あれば変わります」とか、「高い確率で成功します、確率は低いので1週間で成否を判断してください」などである。同時に、確率が高くても低くても失敗する可能性も伝えておく。「○○の場合はうまくいかないことがあります」「やってみて〜だと失敗するかもしれません」といった具合である。もし次回があれば、この失敗も必ず報告をしてもらうようにする。失敗は、取り組みとしては失敗でも大事な情報・データである。単にその方法をこれからは採用しなければよいだけである。2度、3度同じ失敗を繰り返さないために、報告をお願いしている。

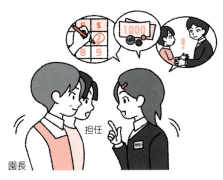

第2章

4. コンサルテーションを 提供するうえでの現実

　これまで実際の訪問現場でコンサルテーションを担当するOTがすべきこと、得ておくべき知識や技術について紹介してきた。この項ではそういったことを踏まえて、実際の現場で起きる「あるある話」を紹介する。この内容を押さえてもらうと、なぜ前段のような知識や技術が必要なのか理解を深めてもらえるのではないだろうか。

1 使っている言葉が違う!!

　同じ日本語を使用していても、職種が異なると使う言葉や意味、その範囲が大きく異なる。言語の問題はお互いに生じることなので、私たちが感じている違和感は相手も感じていると認識しておく必要がある。

　OTの『**作業**』という言葉。私たちも十分に簡潔には説明できないが、一般の方は仕事や制作、特別支援学校では作業学習という授業、という理解であることが多い。

　『**評価**』という言葉。OTにとってはアセスメントである。学校の先生にとってはいわゆる通知表をつけることである。

　『**〜傾向・特性**』。自閉傾向やADHDの傾向がある、特性があるという表現などである。先生方の中ではそのような診断がついていると理解する方がいる。

2 自分の感覚で話を聞かない

　使っている言葉に似ているがどんな現象に対してどのような表現をとるのか、これもずいぶんと異なる。話を聞いていて不安に思った時には、「どういった行動になりますか?」と行動レベルで確認するとよい。特に、次の3つのキーワードは、筆者がよく遭遇する言葉であり、実態を確認すると筆者の認識とずれていることの多い言葉であるので紹介する。

①パニック

　OT同士でも異なるかもしれない。ちょっとフリーズしているだけを指している場合や逆に、大泣きをして暴れている行動でもパニックと呼ばないこともある。

②保護者が協力的でない

　これもよく聞く言葉であるが、何を持って協力的でないと判断をしているのか、確認するとよい。学校の指示どおり病院に行き、処方内容を学校に見せ、通級指導教室にも通い

始めた保護者が「協力的でない」という判断をされていたことがある。わからないことがあると素直に質問をするため、「一つひとつにクレームをつける」と判断されていたのである。

③保護者は理解がない

保育園時代から療育センターに通い、診断も受けているのにこのように言われることがある。子どもの行動が十分には落ち着いていないために、その責任の一端を保護者に向けていたことにより出てきた言葉であった。

❸ 「いつも」「必ず」「絶対」という言葉に気をつける

「いつも〜します」「〜は絶対ない」などの言葉は、相談に上がってくる内容でも多いものである。こういった言葉を聞いた時に、筆者が必ず質問をすることは「いつもみられる〜という行動がみられない時はいつですか」「絶対ない〜という行動がみられる時はどこですか」である。回数や時間、場所などを変えても同じなのかどうかも確認していく。100%であれば100%でよい。それが悪いということではない。そうではなく、100%生じる行動と、70%生じる行動では、氷山の海面下で起きている相互作用のあり方が異なるからである。表7に実際の例を紹介する。先生からの言葉を聞いて確認したところ、判明した実際の様子である。

表7 「絶対」のタネあかし

先生の言葉	実際に確認できたこと
自分からトイレには絶対に行かない	学校では排便に関しては100%行かない。排尿は70%は行く。家では90%以上一人で行く。
必ず自分でやりたがる	男の子がお願いすると断られることが多い。女の子がお願いすると、しかも特定の子がお願いすると高確率でゆずってくれる。
家ではパニックが起きない	好きなゲームの順番を待たなくてはいけない時でも、おやつが足りなくなった時でも、兄弟でけんかにはなってもパニックにはならない。家庭では本当に起きないことがわかった。

❹ クライアントの風土

保育園と幼稚園と学校ではまったく風土が異なる。学校も特別支援学級、特別支援学校になると雰囲気がまた異なってくる。繰り返すが、どこが良いとか悪いではなく、違いがあるということである。保育園や幼稚園でも、園によって教育方針などがまったく異な

る。ホームページなどをみたり、街の園を少し覗いてみるとその違いに驚くと思う。

　また、OT のように外部から来た人のとるべき行動ルールが異なっていることもある。ある園では、自由遊び場面を観察するのに壁に沿って静かに立っていたら、「子どもたちが不自然に思うので一緒に遊んでください」と言われる。またある園では、「今日しかいない人が、子どもの遊びを壊さないでください。見学だけにしてください」と言われるといった具合である。初めて行く園、学校、施設では、観察中や子どもたちに会った時にどのように振る舞うことが望ましいのか、聞いておいたほうがよい場合がある。その場で求められる役割を適切に演じ、場に溶け込む必要がある。

⑤ 「苦労をわかってほしい」「育ってきたことを認めてほしい」

　一生懸命に考え、説明をしていても、うなずきながら聞いてくれてはいるものの、どこかピントをはずしているような手応えの時がある。ところが、ある一言で先生の目がきらっと光り、うっすら涙を浮かべる表情に一変した。その一言とは「先生、この子たち、よくここまで成長しましたね」「苦労したんではないですか」であった。

　先生方は保育だったら保育の専門家として、自分の専門性を傾けて試行錯誤を繰り返してきている。それでもうまく解決できないためにコンサルテーション場面を迎えていることがある。その時にあれこれと次の提案をされても、先生には実はもうあまりエネルギーが残っていないことがある。むしろ、これまでの労をねぎらい、認めてもらうことがエネルギーの回復になることがある。エンパワメントである。

　「先生、私、元気になりました。明日から、またやります‼」という力強い言葉を述べてもらえると、コンサルテーションの目的が果たせたような思いになる。

⑥ 「ほかの子も見てほしいんですけど、だめですか？」

　この話題は本当に日常的にたくさんある。これに対する答えは、自分がどんな制度で訪問しているのかによって異なってくる。筆者の場合、「いいですよ。時間の許す限り何人でも」「今日の中ではできないので、次回出してください」「だめなんです。できないんです」などの回答をすることが多い。自分が担っている役割、制度によって変わってくる。

　引き受ける時は簡単である。難しいのは断る場合である。その園・施設との関係性もあるだろうし、その後の展開もありうる。本来はだめでもこっそり受けておいたほうがその後、関係がつないでいける場合もある。「本当はできません。ただ、独り言を言うので聞いていてもいいですよ」などの裏技？　を行う場合はある。これらの判断は実に難しい。

　目の前に子どもたちがいて、その子どもたちが困っていて、自分になんらかのアイデア

がある時、伝えたくなるのが人情である。しかし、そこで中途半端に手を出すことによってリスクが高まる場合もある。施設同士の関係性、保護者との関係性など多方面からの判断が必要になる難しい状況である。経験が浅い場合には、訪問に出る前に上司に相談をしておけるとよいだろう。

７ 「ほかにもっとすべきことはないですか？」

　子どもたちのことを思い、できるだけのことをしてあげたいと強い思いを抱いている先生方は少なくない。そういった場合に、OTが提案したものを受けて「もっとほかにできることはないですか？」「なんでも言ってください」とくることがある。OTとしては、現状のリソースを把握した中で、実現可能性のある案を提案しているつもりであるが、それでもさらに求められることがある。

　そんな時、筆者はこのように答えることがある。「ほかにすべきこと、あります。ただし、これを行うためにはマンツーマンで15分は必要です。途中で離れると意味をなさなくなります。少なくとも週に3回は行ってほしいのです。でも先生のクラスには、ほかにも支援を必要としている子が2人いますよね。あと1カ月後には運動会も迫っています。その中では実施が難しいかと思い伝えていませんでした。この部分については、お母さんに話をしてみてはどうでしょうか。家でやっても同じ効果が期待できます」。コストを明確にして説明をすると、なぜ提案しなかったのか、理解していただけることが多い。

８ 「今日はすこぶる調子がよかった。別の日に来てほしい」

　当然、子どもの状態は日によって違う。お客さんが来ることでかしこまって、普段の行動と変わってしまうのも、当然である。時に、訪問者が存在することで先生が緊張してしまい、普段の様子と変わってしまったため、子どもたちの姿が普段と大きく変わってしまった、ということもある。かといって、別日に再度訪問するわけにはいかない。そのような時は、今日みられた行動を軸に普段を想定できるスキルを身につけておきたい。

OT：先生、今日、おとなしかったとはいえ、国語の発表をするために立ち上がった
　　　時に少し強めに椅子を引いていましたね。あれは、普段どおりですか？
先生：いつもより、全然静かですよ。
OT：今日のをレベル3だとすると？
先生：普段はレベル6です。
OT：え!? ではマックスは？

先生：ん〜、レベル8ぐらいまでいくかな。

OT：今日のパニックは小さいほうですか？

先生：小さいですね。

OT：あれは大中小で言うと？

先生：小です。

OT：では大噴火はいつ頃ありましたか？

先生：いつかな…、半年はないかな。

OT：中噴火は月にどれぐらい？

先生：そうね。中噴火は、いまは月に2〜3回かな。

OT：小噴火は？

先生：小噴火は週に1〜2回ですね。

OT：わかりました！！

9 病院・施設で担当しているケース

　地域の保育園や幼稚園、小学校に伺った時に、自分の、もしくはほかのスタッフが担当しているケースが対象となる可能性はありうる。その際に気をつけたいことは以下のようなことである。

　担当者であるから本人のことをよく知っているのは当然であるが、OTがその対象の子どもの話を一方的に押しつける形にならないようにしたい。よく知っているからこそ、知ってほしいという思いがあるからこそ、熱が入ってしまうだろうが気をつけたい。そもそも巡回相談などで、対象として挙がっているということは、先生にとって困っていることがある、ということである。その何に困っているのかを丁寧に確実に聞くことを忘れないようにしたい。

　せっかく先生の主訴を聞くことができても、病院や施設で見ている姿とかけ離れていると勝手に判断をして、主訴を否定するようなことは避けたい。知っているから応答したくなるところであるが、まだこの施設での過ごし方、姿については知らないのである。知らないということに自覚的であり謙虚であるべきである。

　同様に先生から主訴や質問があった時に、行動観察をしないで病院や施設で担当している姿で回答することも好ましくない。病院や施設と生活の場では環境が大きく異なる。子どもが示す行動は、特性と環境との相互作用の結果としてあらわれてくることは確認してきた。私たちが知っている姿は病院・施設での姿であり、その姿から保育園・幼稚園での

第2章　4. コンサルテーションを提供するうえでの現実

過ごしを想定できることもあれば、想定できないこともある。想定といってもあくまで想定なので、はずれることも十分起こりうる。そういった状況にあることを考えると、行動観察が終わるまではあせって答えないほうがよいだろう。

参　考

※1)　中村春基：作業療法のあり方と病院における作業療法の役割. OTジャーナル　**49**：464-471, 2015

※2)　酒井康年：発達支援. 大熊　明, 加藤明子（編）：地域作業療法学 第3版. 医学書院, p227, 2017

※3)　報道される内容を見ていると、子どもへの虐待で逮捕された保護者の「しつけのつもりであった」、体罰を行った教員の「指導のつもりであった」という言葉を聞くことがある。報道などで客観的状況を見聞きすると、第三者からは「つもり」を超えた明確な虐待・体罰であるように感じられる。でもしかし、現場での個々人の判断はやはり異なるのである。「あのお母さん、一生懸命に育ててました。時に厳しいなと感じることはありましたが」「先生は熱心でした。あの厳しさはぼくたちへの愛情だと感じていました」などの言葉もよく耳にするだろう。
　　　実は、様々な現場を訪問すると自分で「正しい」と思っていたこと、「大切」と思っていたこと、そういった価値観に揺さぶりをかけられる現状に出会うことがしばしばある。その繰り返しの中で、本当に自分が「大切」にしていることは何かに出会っていく。そして自分自身に突きつけられるのは、それを相手にどのように伝えるのか伝えないのか、自分の責任とは何かという課題。さらに、目の前の課題に合わせて具現化するアイデアとして伝えられるかどうかという技術という課題。そのような実際的な課題と向き合っていく機会にもなっていく。時につらく、しんどい作業であることは間違いない。

※4)　国立特別支援教育総合研究所（編著）：学校コンサルテーションを進めるためのガイドブック. ジアース教育新社, p18, 2007

※5)　市川奈緒子：子ども・家族・巡回先機関・地域…そして自分自身のエンパワメント. 発達　**114**：71-77, 2008

※6)　小西紀一, 小松則登, 酒井康年（編）：子どもの能力から考える 発達障害領域の作業療法アプローチ. メジカルビュー, p283, 2012

※7)　自分は何者か：専門家チームや巡回相談では、基本的にはコンサルテーションモデルとしての働きだけが求められている。特別支援学校のセンター的機能で訪問する場合も同様だろう。福祉の制度では、地域療育支援事業で活動している作業療法士も少なくないだろう。支援事業の中の施設支援で活動している時は原則コンサルテーションモデルであるが、厳密に制限されているわけではない。訪問療育の枠組みを活用すれば、セラピストモデルとして活動することが可能になる。保育所等訪問支援は、セラピストモデルでもコンサルテーションモデルでも活動が可能である。

※8)　専門機関につなぐためのポイント10. エデュカーレ, 2011年11月号

※9)　酒井康年（編）, 小西紀一（監）：保育・学校生活の作業療法サポートガイド―発達が気になる子どもを地域で支援！. メジカルビュー, p12, 2016（ここでは例を挙げながら詳細な説明を加えてある）

※10)　カナダ作業療法士協会：作業療法の視点. 大学教育出版, p55, 2000

※11)　酒井：前掲書9), p15

※12)　酒井：前掲書9), p96

※13)　市川：前掲書5), p75

第3章

事例—解決編

事例1　第3章

強がりな担任と弱気なコンサルタント！ 解決編

コンサルテーションがうまくできなかったと意気消沈した柔井さんは、先輩のベテランコンサルタントの偉井さんに、相談してみた。

担任と柔井さんとのやりとり（第1章；事例1）は、なぜうまくいかなかったのか、その要因を考えてみよう。

①担任と柔井さんとの価値観にズレがあったのかもしれない。担任はクラス全体の運営を、柔井さんは翔くんのクラスへの参加に重点を置いていて、互いに歩み寄りがなかったとも考えられる。だから、最初に担任の価値観に一定の理解を示す必要があったかもしれないね。

②クラスの雰囲気や翔くん自身にも、良い点がたくさんあったのではないかな？　翔くんは授業に参加しようとしていたし、他児は翔くんを非難したりしていなかった。担任も、翔くんを一方的に叱ったりしていなかったようだね。これらは、クラス運営がうまくいっている部分だが気づいていたかい？　このケースの場合、まずはクラスの良い点、担任の努力、取り組みの成果を共有する努力をすべきだったね。「ほめるが先、指摘は後」だよ。

③担任はキャリアが長いベテランだったそうだね。担任は自覚していなかったかもしれないが、自分の学級運営について、欠点の指摘や改善の提案を受けることが耐え難かったのかもしれない。特にコンサルタントと年齢差がある場合は、担任の自尊心にも配慮する必要があるね。

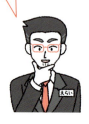

先輩のアドバイスをもとに、失敗と思われた話し合い場面に、再チャレンジできるとすればどうするか？　柔井さんはシミュレーションしてみることにした…。

柔　井：先生、このクラスの子たちは、翔くんがウロウロしても文句を言ったり、ざわついたりしないのですね。クラスの雰囲気作りに苦心されてきたのでしょうね。ほかの子たちの表情の良さから伝わってきます。

担　任：……。（ほぅ、わかっているようなことを言うな…）

柔　井：翔くんが授業中に目立つ行動を取っても、つられて集中が乱れる子どももいませんでしたし、翔くんを責める子もいませんでした。先生が翔くんに対応している様子を、子どもたちが見て学んでいるからだと思います。

担　任：……。（ふむ、わかっているではないか…）
　　　　実は、クラスには、翔くんと同じ幼稚園出身の子どもが多いのです。入学前から翔くんの特徴をよく理解しているから、私よりも自然に接することができています。子どもの力はすごいものです。

柔　井：それから、翔くんも教室から出ていくわけではなく、授業に参加したいと考えている様子でした。でも、授業内容を理解しきれていないので、自分の役割がほしくて、勝手にプリントを配っていたのではないですか？

担　任：柔井先生もそう思いますか。私も、そう解釈しています。翔くんなりに授業に参加したがっていると解釈しています。なので、注意したり、止めたりはしていません。

柔　井：だとすると、翔くんに自分一人でできて、しかもクラス全体の役に立つ役割をまかせてみるのはいかがでしょう？

担　任：それは私も考えていたんですよ！　黒板消し係、プリント配布係、ノート返却係、何かはまかせられるかもしれない…。

柔　井：まかせた仕事がやりやすい位置に翔くんの教室の座席を決めれば、着席していることが翔くんにとって意味のある行為になります。いつでも仕事に対応できるように、着席して待ちかまえていることが定着するかもしれませんね！

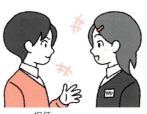

担任

　シミュレーションしながら柔井さんの脳は活性化した。将来、同じようなコンサルテーションの場面では、もっと有効な提案ができるかもしれない…。

> ## この事例のポイント
> - クラス運営のうまくいっている部分を取り上げることで、担任との話し合いのきっかけをつかんでいる
> - 担任が持っている価値観を想像し、寄り添い、一緒に対応策を生み出すために協力できている

このコンサルテーション事例の理論を学びたい場合は、第2章；42、72頁を参照

コラム⑭　「急がば回れ」

OT養成校で、医学モデルで学習を積んできているからかもしれないが、臨床に出るとどうしても病気や障害、問題、欠点に目がとまりやすい。巡回相談でも同様で、駆け出しの頃は相談対象者である教員の"欠点"に目がとまることが多かった。

「あの支援方法じゃ絶対うまくいかないよ…」

「あぁ、先生にはこの視点が足りていないな…」

「自分ならもっとこうやってこうするのに…」

また、コンサルテーションの"いろは"を学び始めた当初は、「自分が直接介入したほうが子どもにとって良い結果が生まれる！」と信じて疑わない時期もあった。いま思えば、なんともお恥ずかしい…。

関係性が浅い人に、頭ごなしに自身の否定をされれば、誰だって良い気はしないだろう。いくつかの失敗を経て今は、ネガティブな事柄を見つけ出す前に、それと同数以上のポジティブな事柄を拾い上げるように心がけている。「この先生の強みはどこだろう…？」「指導法でうまいところは…？」「ここの環境の良いところは…？」などと。

合わせて、コンサルテーションという間接的介入によって「相談者がOT的な視点を持つことができれば、長期的にみて、子どもへの支援の幅が広がる」とも考えている。広く、深く、多面的に地域の子どもを支えるのであれば、コンサルテーションを用いて人的、物的環境を整え、子どもの良き理解者を少しずつ増やすことが必要。つまり、コンサルテーションも、急がば回れなのかもしれない。

（本間）

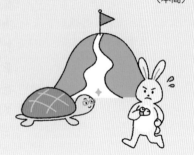

事例2 一方的なコンサルテーション 解決編

第3章

とある幼稚園に在籍する、軽い運動まひと知的障害のある年長女児の未噛（みが）ちゃん。給食場面で落ち着きがなくなり他児と一緒に食事ができない、という担任からの主訴があった。うまく介入できなかったコンサルタントの熱井さんは、ベテランの先輩、偉井さんのアドバイスを受ける…。

> コンサルテーションの対象者は、子ども本人ではなく、「子どものことについて悩む人」なんだよ。だから今回は、幼稚園の担任の悩みや疑問を、丁寧に聞き取ることから始めなければならない。担任は未噛ちゃんの姿勢はまったく気にしておらず、未噛ちゃんがみんなと一緒に食事ができないことに悩んでいた。まずは担任のその悩みに寄り添わなければいけない。
>
> そうそう、担任はヒントになることを口にしていたよね。「好きなものの時は…」と。こういった場合、本当に好みが背景にあるのか、確認してみる必要があるね。

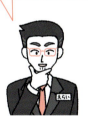

　このアドバイスを聞いた熱井さんは、再度幼稚園を訪問し、担任と一緒に未噛ちゃんの食事場面を観察することにした。すると、未噛ちゃんは、噛み取りや咀嚼（そしゃく）などがうまくできていないことに気がついた。そして、好みと思われていたものは、実は、機能的な要素が背景にあることにも気がついた。

かたくて噛めない	咀嚼がうまくできない	むせる

熱　井：先生、未噛ちゃんは、みんなと同じメニューを上手に食べることができていないようです。かたい食べものは歯で噛み取ることが難しいですし、口に入れた後の咀嚼も十分ではありません。そして時々むせてしまっています。自分で食べることができて、しかも好きな食材は限られているので、それを食

担　任：べてしまうとテーブルを離れてしまうのではないでしょうか？
なるほど！　そうだとすると、食卓にずっと座っていられなかったのは食べたくないからでなく、食べることが難しかったからかもしれないですね。
いままでは好き嫌いが激しいので、みんなと一緒に食べることができないんだと考えて、食べさせることを控えていたんです。

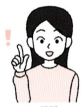
担任

熱　井：未嚙ちゃんのためだけに、わざわざ別に調理しなくても、テーブルに出されてから手元で調理する方法もあります。これなら、ほかのみんなと同じ給食を一緒に食べることができるかもしれません。
椅子の設定もクッションや足台を工夫すれば、とりあえずは新しい椅子を購入しなくても、自分で食べやすくなるかもしれません。

　未嚙ちゃんが、どのような形態の食事なら食べられることができるのか、どのような味を好むのかを、担任や保護者からの情報をもとに検討していった。そしてみんなと同じテーブル上で、担任が簡単に食材を再調理できる方法を栄養士と一緒に考えた。
　また、現在使っている椅子も、未嚙ちゃんにはぴったり合っているわけではないこと、椅子が合わないと自分で食べる操作がしにくいかもしれないことなども伝えた。

この事例のポイント

・コンサルテーションの本来の目的である、「対象となる人の悩みや課題を解決すること」に徹した
・担任が問題としていることを丁寧に聞き取り、一緒に問題に向き合った
・担任は情報を多く持っているので、その情報を活用した
・「理論的に正しいこと」よりも「コンサルティとその機関が生かされる」支援を目指した

このコンサルテーション事例の理論を学びたい場合は、第2章；42、43頁を参照

事例 3 / 第3章

相談対象者はひとりではない！

解決編

とある認可保育園。年少クラスの男の子、文寺くんの行動が少しゆっくりであったり、道具を使う場面で不器用さがみられたりするので、経験の浅い担任の相談にのってほしいとの依頼。駆け出しのコンサルタント熱井さんは、実際に文寺くんを観察したほうがよいと思い巡回相談を実施した。

実際に出向く前に、熱井さんはベテランコンサルタントの偉井さんにアドバイスを受けた。

> そもそも「誰が」「何に」困っているのか？「誰に」「何を」助言したら、継続的かつ効果的な支援ができるのか？ これらを考えなくてはいけないよ。保護者も含めた、文寺くんに関わる人の考えや価値観、キーパーソンなども丁寧にアセスメントしたほうがよい。
>
> 診断名をつける際にはいろいろな人たちの想いや価値観が交錯する。職員の余力はどのくらいあるのか、保護者とどこまで深い話をしても大丈夫なのか、慎重にアセスメントしながら進めるのが定石だ。
>
> 1回で解決できない相談なら、今後も継続して相談できるか確認しておくことも重要だ。

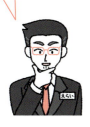

このようなアドバイスをもとに、熱井さんは文寺くんだけでなく、担任、主任、保護者、園長を含めたほかの職員など、可能な限りアセスメントの対象を増やした。

《お昼寝の時間に担任と主任、熱井さんの3名で短時間のケース会を行った》

熱　井：今日はありがとうございました。先生方はお忙しい中でも、すべてのお子さんに丁寧な保育をされていますね。本題の文寺くんのことなのですが、うまくハサミが使えなかったり、手づかみで給食を食べたり、一斉指示を理解できなかったりと文寺くんが少し困っていそうでしたね…。

担　任・主　任：やはり、そうでしたか…。

熱　井：保護者の方は、文寺くんのことをどのように捉えていますか？

担　任：《少し戸惑いながら》

　　　　すみません。私がちょっと体調をくずすことが多くて、最近保護者とゆっくり話せていないんです。

熱　井：(あれ？　担任は、保護者とあまり上手に関われていないようだな。ここは担任をキーパーソンにするよりも、主任と話を詰めていったほうがうまくいくかもしれない…)

主　任：私がそれとなく、園での苦手なことをお伝えしたら「単にマイペースなだけだから大丈夫ですよ。上の子もそうでしたし」と苦手なことには触れられたくない様子でした。ただ雑談の中では、「朝食でスプーンを使ってたら、お皿ごと引っくり返しちゃって…。やっぱり不器用なんですかねぇ」なんて…。

熱　井：保護者の方は、文寺くんの特徴にはまだ気づいていない、または不器用さについては気にしているけれども、まだ受け入れてはいなさそうですね。

主　任：たしかにそうかもしれません…。

熱　井：そう言えば、主任先生は、文寺くんのお兄ちゃんを過去に担任したことがあるっておっしゃってましたよね？　もしよかったら、担任の先生をサポートしていただけませんか？　お兄ちゃんのことを知っていると、保護者が相談しやすいこともあるかと思うんです。家庭での困りごとに焦点を当ててタイムリーに相談できれば、保護者と課題の共有を図る道筋もみえてきます。

担　任：《ホッとした表情で》

　　　　私も主任に助けていただけると、とっても心強いです。

主　任：わかりました。協力します！　ところで、園の生活で文寺くんが困っている場面では、どのように支援をしたらよいでしょう？

熱　井：(ここは保育園で実施可能な、具体的な支援法を提案しておこう…)

　　　　いまは、工作や食事場面で使える『お助けグッズ』がいろいろと市販されて

います。これらは文寺くんだけでなく、今日だと例えば、一番前のピンクのリボンの女の子や、ずっと「できな〜い」と叫んでいた彼…。少し不器用さがある彼らにもきっと有効です。保育園の経費で、このようなものを買うことは可能ですか？

主　任：あの短時間で彼らも見てくれていたんですか？ 実は、あの子たちの対応にも悩んでいたんです…。グッズは園長に確認してみます。みんなで使えるものなのできっと購入できると思います！

熱　井：（もし保育園でうまく使えたら、保護者にも紹介しやすいし文寺くんの特徴を共有していくきっかけになるかも！ それから、今後の連携の布石も打っておこう！）
もし可能であれば、今後も文寺くんの園での様子を知りたいのですが…。

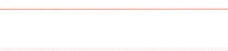

主　任：はい、喜んで。では近々、また電話でお知らせしますね。

熱　井：よろしくお願いします。

この事例のポイント

・相談者や保護者の考えや価値観を丁寧にアセスメントした
・相談者の所属する機関におけるキーパーソンを見出せた
・性急に結果を求めない対応策を提案した

このコンサルテーション事例の理論を学びたい場合は、第2章；43、48、72、73頁を参照

事例 4　認めてほしい担任と駆け出しコンサルタント 解決編

第3章

とある幼稚園から、年中男児に関する相談。集団の活動になかなか参加できず、落ち着いて行動できない曽和くん。園では加配のスタッフを配置して、苦労しながら個別に対応している。今回訪問したのは、経験豊かなコンサルタント偉井さん。

ケース会でのベテランコンサルタント偉井さんと担任の会話を、担任の思いを交えて、対象者（担任）目線で聞いてみると…。

偉　井：今日は見学させていただきありがとうございました。たしかに曽和くんは、集団からはずれた行動が目立つ部分はありましたが、自分なりに頑張って、参加しようとしていたと思います。

担　任：そうなんです！　半年前に比べると、曽和くんはかなり落ち着いて行動できるようになっていると思います。
（うまくいっていないと指摘されるかと思っていたのに…。この人は曽和くんの良いところをみてくれている！）

担任

偉　井：なるほど。それは、先生方が熱心に関わってきた結果だと思いますよ。教育の成果ですね。

担　任：ありがとうございます！（私たちのやり方は間違ってなかったんだ。よかった！）

偉　井：給食はみんなと同じテーブルで食べていましたし、紙芝居の場面では、部屋の隅にいてじっと読み聞かせを聞いていました。曽和くんにとって、意味のある場面では行動が落ち着いていたと思います。

担　任：そうですね！（説明が具体的でわかりやすいなぁ）
どうすれば、もっと集団場面にいられるようになるのでしょうか？　お母さんは、もっと上手に食べることができるとよいと言われるのですが…。
（私は、食器操作はいま練習しなくていいと思っているのだけれど…）

偉　井：食器操作は多少未熟な面がありますが、自分なりの方法で食べています。もう少し全体が落ち着くまでは、いまのままでよいと思います。

96

担　任：（あ、これも私たちと同じ考えだ！　よかった！）

偉　井：それよりも、先生についていてもらって自分で席まで給食を運ぶ、後片づけをするという活動を、ほかの子と一緒にしてみてはいかがでしょう？　あと、紙芝居の読み聞かせの時に興味ある表情をみせていました。座るべき場所を示して、参加を促すことができるかもしれません。

担　任：それなら、すぐに取り組むことができそうです。
　　　　（方針も具体的で取り組みやすい提案ね！）

偉　井：今後、気になることや変化がありましたらご連絡ください！

担　任：はい！（今日の相談は役に立った！　この方になら、また来てほしいな♪）

同じ相談を、今度は偉井さんの思考過程を踏まえて聞いてみると…。

偉　井：今日は見学させていただきありがとうございました。
（まずは良かった部分からお話しするべきだな…。担任は緊張して不安になっているようだし…）

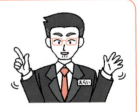

たしかに曽和くんは、集団からはずれた行動が目立つ部分はありましたが、自分なりに頑張って、参加しようとしていたと思います。

担　任：そうなんです！　半年前に比べると、曽和くんはかなり落ち着いて行動できるようになっていると思います。

偉　井：なるほど。（担任はこれまで相当頑張ってきたようだなぁ。努力を認めてほしがっているようだ。それなら具体的に良かった部分をもっと伝えていこう…）
それは、先生方が熱心に関わってきた結果だと思いますよ。教育の成果ですね。給食は……、紙芝居の場面では……。
（なぜ良かったのか、という解釈も説明しておくことが重要だ）
曽和くんにとって、意味のある場面では行動が落ち着いていたと思います。

担　任：そうですね！　どうすれば、もっと集団場面にいられるようになるのでしょうか？　お母さんは、もっと上手に食べることができるとよいと言われるのですが…。

偉　井：（担任は、積極的には食器操作に取り組みたいとは考えていないようだ。や

らせすぎることで本人のストレスになることもあるので、もう少し様子を見てもよいだろう）

食器操作は多少未熟な面がありますが、自分なりの方法で食べています。もう少し全体が落ち着くまでは、いまのままでよいと思います。

（ここでは曽和くんにとって役に立ち、担任にとってもやりがいがある具体的な対応を提案したいところだ）

それよりも、先生に……あと、紙芝居の読み聞かせの時に……。

担　任：それならすぐに取り組むことができそうです。

偉　井：今後、気になることや変化がありましたらご連絡ください！

（今日見た範囲では、この園には気になる子が何人かいたなぁ。今後のコンサルテーションのための、布石を打っておこう）

担　任：はい！

この事例のポイント

ベテランはひとあじ違う！
・子どもの「できていること」、担任の「できていること」から伝える
・相談者の「思い」を感じ取ることにすぐれ、短時間で信頼関係を構築できる
・相談者を勇気づけ、元気を持ってもらう能力がある

このコンサルテーション事例の理論を学びたい場合は、第2章；43、65、82頁を参照

事例5 学習指導要領に忠実な担任

第3章

解決編

コンサルテーションがうまくできなかったと意気消沈した柔井さんは、先輩のベテランコンサルタントの偉井さんに、相談してみた。

担任と柔井さんとのやりとり（第1章；事例5）は、なぜうまくいかなかったのか、その要因を考えてみよう。

① 担任と自分との価値観にズレがあったのかもしれない。担任はクラス全員の学習について責任があると述べている。一部の生徒のみの学習課題を変えることに抵抗があったのかもしれない。これに対して柔井さんは、変字くんの負担を軽減する支援しか考慮しておらず、互いに歩み寄りがなかったようだ。最初に担任の価値観に一定の理解を示す必要があったかもしれないね。

② そして、担任が個別対応をまったくやっていないという前提で話を切り出している。これは、担任の専門性を否定する言葉になっているね。

③ 柔井さんは、変字くんがなぜ書字が苦手かまったく説明していなかった。専門外の細かいことを説明されても、理解できないだろうと思って避けていたのかもしれないが、専門家でなくても理解しやすいように説明する必要があるのではないかな？

④ 今回は「発達障害の体験プログラム（下図）」を紹介してみるとよいかもしれない。これは、鏡を通して自分の手元を見ながらなぞり描きをしたり、図形模写をしてみる体験型のプログラムだ。これを使って、もう一度担任の先生に相談してみてはどうだろう？

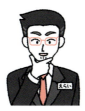

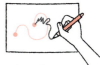

手元を直接見ずに、鏡に映った像のみを見てなぞり描きをする

先輩のアドバイスをもとに、柔井さんは再度、担任と面談を行った。

柔　井：先生、先日は突然押しかけて、一方的にお願いばかりして申しわけありませんでした。クラス全員の学習に責任を持つ、ということは、先生の最も重要な義務だということに気づいていませんでした。

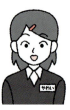 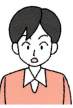
担任

担　任：……。（ほう、わかっているようなことを言う）

柔　井：今日は先生に、ぜひ試していただきたいことがあるんです。変字くんが感じている困難さを、疑似体験することができます。先日、私が研修を受けて体験してみて、思った以上に大変なことでびっくりしたんです。ちょっと体験してみませんか？ このように鏡を置いて手元を見ないで、鏡だけを見てこの線をなぞってみてください。

担　任：（突然何を言い出すかと思えば…。しかたない、やってみるか…。おっ？ これは難しい！ 思ったようにペンを動かせない！ 線がギザギザになってしまう！）

柔　井：次は同じように鏡に映しながら、この枠の中に、隣にある図形を模写してください。

担　任：むぐぐぐっ…！
（今度は枠の中におさめきれずにはみ出してしまう！ そもそも枠の中のどこから描き始めればよいのやら、混乱してきたぞっ！）

柔　井：これは「目と手の協応」と呼ばれる機能がうまく働かないお子さんの疑似体験プログラムなんです。変字くんとまったく同じ状態ではありませんが、「きれいに書きたいのに、うまく書けないもどかしさ」を体験できます。私自身も試してみたら、相当ストレスに感じました。文字を書くたびに、このような困難さがあるとしたら、変字くんは授業や宿題で大変な負担を感じているかもしれません。

担　任：…ふーむ。（これではほかの子と同じ課題を要求するのは、変字くんにとって厳し過ぎるかもしれないな…）

柔　井：変字くんにも字を覚えてほしいのですが、これではなかなかストレスが強すぎて、覚えるところまでいかないのだと思います。

第3章 事例5 解決編

担　任：では、どうしたら、字を覚えられますか？

柔　井：そこですね。ストレスが強いところまではわかったのですが、どんな学習方法が適切かは、もう少しアセスメントしないとはっきりしたことは言えません。そこで、まず、クラスでの生活を整えて、学習姿勢を作る。それとは別に、専門機関で、字の学習に取り組むというのはどうでしょうか？

担　任：担任は、担当している子どもたち全員の学習についての責任があります。もちろん変字くんの学習についてもです。学級集団内で、実施可能な個別的配慮をしていく必要はありそうですね。

この事例のポイント

・クラス全体を運営するためのポイントを理解し、担任の持つ価値観に配慮している
・作業療法の専門的な知識がない担任に対して、担任の自尊心にも配慮しながら、具体的かつ丁寧に解説した

このコンサルテーション事例の理論を学びたい場合は、第2章：72、74頁を参照

| 事 例 6 | 第 3 章 |

提案がまったく採用されない！

解決編

年度当初に、とある小学校の教育相談コーディネーターから、特別支援学級の富蘭くん（小学5年生男児）が個別の学習になかなか取り組めないので、相談にのってほしいと依頼があった。担任は50代の男性教員で、今年度初めて特別支援学級を担任するとのこと。今回は、中堅のコンサルタント柔井さんが巡回相談を担当した。

実際に出向く前に、柔井さんはベテランコンサルタントの偉井さんにアドバイスを受けた。

> 今回のキーパーソンは担任の先生だから、担任のアセスメントは重要だ。専門的な知識や経験、指導力、つまり力量やモチベーションなどは確認しておきたい。
>
> また担任が、富蘭くんをどのようにアセスメントしていて、目標をどこに設定しているか、どのような指導観（≒価値観）で授業に臨んでいるかも確認するとよい。担任の考えを聞き出し、共有できることもコンサルタントには必要な技術だ。
>
> 合わせて学校全体の人手や富蘭くんへの支援法を受け入れる余力がどのくらいあるのかも、マクロの視点でみてくるとよい。

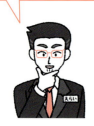

このようなアドバイスをもとに、柔井さんは富蘭くんだけでなく、可能な限りアセスメントの対象を増やした。

当日の情報収集で、「担任は教員歴30年のベテランだが、特別支援教育は1年目で不安を感じていること」「今回の相談は教育相談コーディネーターの要望で実施に至ったこと」「来月に学習発表会を控えており、担任の余力が少ないこと」などがわかった。

≪放課後に、担任と柔井さんの2名でケース会を行った≫

柔　井：富蘭くん、図工のペーパークラフトの時は30分も座っていましたね。体育も笑顔で参加していて、このような活動は好きなんだなと感じました。

担　任：そうなんですよ！（あっ、できるところを見てもらえてたんだ）
　　　　図工と体育に限っていえば、指導法が通常学級の授業とさほど変わらないので、私自身にも気持ちに余裕があるんです。一方、個別の学習は不安で手探り状態なんです。いまは、前任者から引き継ぎを受けたプリント学習を中心に取り組んでいます。

柔　井：そうだったんですね。「楽しんでいるのは良い学習の証拠」といわれますが、先生の体育や図工の授業はまさにそのとおりで、富蘭くんは良い学びができていると思いました。今後、富蘭くんにどのような学習を積んでほしいのか、先生のお考えをほかにも教えていただけませんか？

担　任：まずは楽しく学校に通っていろいろな経験を積んで自信を持ってもらいたいと考えています。それと身辺の自立ですかね？　手先は器用なんですが、なぜか身だしなみやトイレの後処理ができないんです。担任としては、富蘭くんに将来の自立や社会参加に必要なことを学んでほしいのですが、保護者からは勉強を優先してほしいと言われるので…。

柔　井：そうでしたか…。
　　　　（担任は、こんなことを大事にしていたのね。共感できるところも多いな…）
　　　　先生にそのようなお考えがあるなら、保護者の方と今後の目標について、再度話し合われてはいかがでしょう？　まだ習得できていないのは、いままで練習する機会がなかったのかもしれませんし、習得しにくい原因があるのかもしれません。トイレの後処理は、自分では見えない部分を、強さや動きを調整して拭く必要があるので難しい活動といわれています。学校で取り組むのならば、実際の排泄場面ではなく、シェービングクリームを使って練習する方法もありますよ。

担　任：なるほど！　しかし、学校では様々な行事があるので、日常生活のことにじっくりと取り組む時間が取りにくいんです。

柔　井：学校のホームページで確認したんですが、再来週には学習発表会もありますよね？

担　任：そうなんです。（わざわざホームページで本校の行事を調べてくれたんだ…）

柔　井：きっと準備でお忙しい時期ですよね？　では、保護者のお考えを確認すると

ころまでをこの数週間で進めていただいて、また来月の巡回相談で、具体的な支援策を一緒に考える、といった余裕のあるスケジュールではいかがでしょう？

担　任：そうしていただけると、とても助かります。

柔　井：では、またご連絡いたします。今日はありがとうございました。
（急がば回れ！ ひとまず、担任との協力体制ができてよかったわ。来月のために、担任が富蘭くんに実行できそうな支援策を、いくつかまとめておかなくちゃ！）

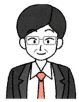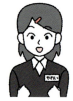

担任

この事例のポイント

・相談者のアセスメント、また価値観の共有をしたうえで対応策を提案した
・相談者の心的負担やスケジュールに合わせたコンサルテーションを展開した
・学校で実施可能な、具体的なアイデアを提示した

このコンサルテーション事例の理論を学びたい場合は、第2章；47、51、52、73頁を参照

事例 7 / 第3章

保護者と担任の方針が全然違う！

解決編

小学2年生の通常学級に在籍する湯栗ちゃん。明るく活発な女の子だが、知的発達レベルは境界域で通常学級の授業についていくのは難しいとのこと。担任から、専門的な見解を保護者に話してほしいとの依頼があって学校訪問を実施した。中堅コンサルタントの柔井さんは、訪問前にベテランコンサルタント、偉井さんからアドバイスを受けた。

> このようなケースでは、まずは保護者と担任の言葉の裏に隠れている思いや意図、状況などを推測することが大切だよ。みんなで寄ってたかって、説き伏せるような状況を助長することがないようにしたいね。コンサルタントは拙速に判断せず、慎重に話し合いを進める必要がある。
> 保護者は、わが子が通常の教育ルートをはずれるという不安や、わが子の苦手さに直面して、希望と現実の間で揺れている場合が多い。そのような思いを担任と共有することが必要かもしれない。

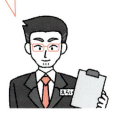

柔井さんはこのアドバイスを噛みしめて、担任との面談に臨んだ。

柔　井：通常学級への在籍に強くこだわるのは、お母さん自身の不安な気持ちが根底にあるからではないでしょうか？
　　　　わが子が通常学級から離れて特別支援学級の在籍となると、その後ずっと「普通の」教育は受けられないのではないか、と先の見えない不安になる保護者はたくさんいるようです。
　　　　実は、保護者も湯栗ちゃんの苦手なことに、ある程度気づいていて、でもそれを認めたくなくて、頑なに考えを変えないでいる、という可能性もあります。
担　任：なるほど…。だとすると、湯栗ちゃんの「できなさ」のみを保護者に伝え

て、考えを変えてもらおうとすることは逆効果かもしれませんね。
柔　井：そうですね。まずは、お母さんと子どもの話をしていきましょう。
担　任：子どもの話…？
柔　井：そうです。子どもの話です。子どもの好きなこと、家での過ごし方、先生の知らない子どものこととして、例えば名前の由来、学校で伸びたと思っていること、期待、夢、そして、不安。
担　任：そうか。私の話だと「特別支援学級に行くか行かないか」の話だけで、保護者の方の本心を聞けていないですね。
柔　井：まずは、雑談ができるようにしていきましょう。関係構築が当面の目標ですね。
担　任：わかりました。保護者の価値観を変えることは、短時間では難しい感じもします。違ったアプローチをしてみます。ところで、その間は現在の環境の中で、できることを探していく必要がありますね。
柔　井：先生はこれまでも湯栗ちゃんの学習の状況に目を配り、丁寧な関わりをされてきていると思います。
　　　湯栗ちゃんのできないことをお伝えするよりも、個別の配慮が役に立って上達してきていることを中心にお伝えしていくほうが、お母さんに安心してもらえるのではないでしょうか？
　　　これから、クラスで取り組んでいけることを一緒に考えてみましょう！

担任

　柔井さんは、湯栗ちゃんが通常学級で適応しきれない現状について、担任の判断を聞き取り、これまでの対応についても共感的にフィードバックした。保護者の価値観や子どもへの捉え方を変えるには時間がかかるので、年単位の時間をかけて対応する必要があるかもしれないとの見通しを立てた。
　子どもが成長しているというポジティブな面を保護者と共有し、個別の支援が結局は子ども自身の成長につながるということを時間をかけて理解していただくという、一見遠回りともいえるプランを確認した。

第3章 事例7 解決編

この事例のポイント

・話し合いで言葉を額面どおりに受け止めるのではなく、その裏に隠れている思いや意図、状況などを推測する
・コンサルタントの単独で拙速な判断は避ける
・保護者、担任の心情を踏まえた状況判断に基づく、建設的な話し合いにつながるように関係構築を促進する

このコンサルテーション事例の理論を学びたい場合は、第2章；41、56頁を参照

コラム⑤ 「指導観に寄り添う」

"指導観"という言葉は、教育現場以外ではなじみがないことと思う。筆者が短く乱暴にまとめるのであれば、幼児児童生徒を指導する際の担当教員の心持ち、指導方針といったところであろうか。教員はこの指導観をとても大切にしている。よって、同じ教材を用いても、教員が何を重要視するかで指導の内容には幅が出る。しかし、この指導観が多面性を欠いてしまう場合が時々見受けられ…。

「この子らは、将来のことを考えて判断できないんだから、私が彼らに代わって、良かれと思う判断・選択をしているんです」

これは、自閉スペクトラム症の生徒が走るのをやめようとすると、何度も何度も急かしながらランニングを続けた担任の先生の言葉。

生徒が肥満傾向なのでやせたほうがよい、成長期に身体作りをしたほうがよい、将来のためにも頑張る経験をしたほうがよい、集団で同じ経験を共にしたほうがよい…。「どの気持ちもわかるよ、先生。でも違うっ！そこじゃないっ！！」なんて口が裂けても言えない。

じっくりと話をすれば、最終的に行きつく目標はきっと同じ。そこへの経路や手段が違うだけ。現状の指導の課題点を、言葉で論破できないのであれば、OTとの関わりでの成功例を見せて伝えればよいだけ。相手にとっても良い提案は必ずや受け入れられる。相手に真っ向から戦いを挑むのではなく、まずは寄り添う。そして、すばやく解決の糸口を見出せる、そんなOTの目を持ちたいと日々思う。

（本間）

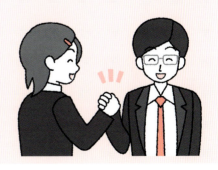

107

事例 8

ルールがわからなかった！

解決編

第3章

とある幼稚園の担任から、年長クラスの女児、紀万里ちゃんが、教室での活動に一緒に参加できないので相談にのってほしいと依頼があった。紀万里ちゃんに診断名はついていないが、保護者は療育センターの利用も検討しているとのこと。今回は、駆け出しのコンサルタント熱井さんが巡回相談を担当した。

実際に出向く前に、熱井さんはベテランコンサルタントの偉井さんにアドバイスを受けた。

> 日々、紀万里ちゃんが、どのような環境で過ごしているのかをしっかりと確認したほうがよいだろうね。
> 例えば…
> 　ハードの側面：教室レイアウト、人数、構造化の程度など
> 　ソフトの側面：生活上のルール、子どもの関係性など
> そして、園の教育方針を知っておくことも重要だ。それをもとに担任たちが、どのような支援・配慮を紀万里ちゃんに行っているか見てくるとよい。
> 紀万里ちゃんの興味・関心はどこにあるのかや、担任たちが卒園（小学校入学）までに、紀万里ちゃんにどのような力を身につけさせたいと考えているかなども、アセスメントするとよいんじゃないかな。

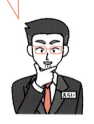

このようなアドバイスをもとに、熱井さんは紀万里ちゃんだけでなく、可能な限りアセスメントの対象を増やした。

巡回相談当日の園長との話で『のびのびと遊ぶこと』『集団の中でのルールを守ること』を大切に、幼児教育を実践していると知った。

また担任から、紀万里ちゃんはトランポリンが大好きであること、「トランポリンは雨の日にしかできない」というルールがあるのに、晴れの日にできないと大泣きしてしまうこと、言葉で何度説明しても納得してもらえず、どうしたらよいか困っていること、など

第3章　事例8　解決編

の情報を得た。一方で、担任の先生のことは好きでたくさん甘えてくる様子があることも
わかった。

　教室でのお集まりの活動では、担任が説明している間、紀万里ちゃんの注意はそれやす
く、口頭での指示理解や見通しを持つことに苦手さがあるのではないかと仮説を立てた。

≪園児が帰宅した放課後に担任と主任、熱井さんの3名でケース会を行った≫

熱　井：この園の子どもたちは、どの子もしっかりとしていますね。

主　任：(普段の関わりを認めてもらっているようで、なんだかうれしいわ♪)
　　　　みんな日々成長しているという感じですね。もちろん紀万里ちゃんも成長し
　　　　ているのですが、もう少しルールが守れると、集団生活がしやすくなるんで
　　　　しょうけどねぇ…。

熱　井：(主任は、紀万里ちゃんのことを肯定的に捉えているんだな。ん？　ルールが
　　　　守れないことと教室で一緒にいられないことは、背景に共通した理由があり
　　　　そうだぞ…)
　　　　ルールというのは、きっとトランポリンのことですよね？　紀万里ちゃんは、
　　　　もしかしたら言葉の説明だけでは内容を十分に理解できていなくて、結果的
　　　　に逸脱しているのかもしれません。

主　任：(えっ!?　私は集中力とか、椅子が合っていないことなどが原因かと思ってい
　　　　たけど、そうじゃないのね…、あっ！　そういえば！)
　　　　紀万里ちゃんとトランポリンをする時に「あと3分で終わりだよ」と伝えて
　　　　もやめられないのですが、タイマーで示すとすんなり切り上げられるんです。

担　任：そういえば、紀万里ちゃんはみんなでホールで列を作る際、床に引いてある
　　　　線を一生懸命に気にしてうまく並んでいました。

熱　井：そんなことがあったんですね！　紀万里ちゃんはタイマーを見ることで終わ
　　　　りまでの時間が理解できたり、床の線を手がかりに列に並べたのかもしれま
　　　　せん。
　　　　(ほかにも、紀万里ちゃんにわかりやすい関わり方を先生に提示したいな…)
　　　　もしかしたら教室での活動も、事前に具体物や絵・写真を使って口頭説明を
　　　　補うことで、見通しを持って安心して活動に取り組めるかもしれません。

担　任：なるほど！　わかりました。それならすぐに取り入れられそうです。さっそ
　　　　く、説明の時にも目で見てわかる手がかりを使ってみます！

熱　井：トランポリンのルールも、朝にお天気カードを使って確認してみてはどうで

109

しょう？ それから、その日のプログラムをカードで示して、トランポリンができるかどうかを予告してもよいかもしれませんね。

主　任：それは良いアイデアですね。そちらもさっそく取り入れてみます。

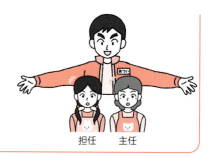
担任　　主任

この事例のポイント

・環境一般の把握（ハード・ソフトの側面）に着目し、アセスメントしたうえで対応策を提案した
・保育園で実施可能な、具体的なアイデアを提示した

このコンサルテーション事例の理論を学びたい場合は、第 2 章；58〜68、82 頁を参照

第3章

例9 作業療法士が、何も言わずに帰って行った　解決編

作業療法士中堅コンサルタント柔井さんが担当している小学1年生の走琉くんは、幼児期から多動傾向が目立つお子さんであった。柔井さんが小学校に訪問したところ、予想に反して走琉くんはうまく授業に適応できていた。改善すべき点を提案できずに帰ってきてしまった柔井さんは、後日先輩コンサルタントの偉井さんと一緒に訪問し、担任との話し合いに臨んだ。

偉　井：今日授業を見せていただきましたが、走琉くんは非常によく授業に参加していましたね。持てる力を十分発揮して参加していたと思います。

担　任：……ありがとうございます！　走琉くんのようなタイプのお子さんはこれまであまり担任したことがないので、試行錯誤しながら授業を進めていました。この対応でいいのか、確信があるわけではありませんでしたのでほっとしました。

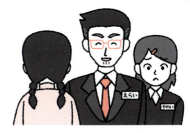

（柔井さんの心の声）：先生がとてもうれしそうで、安心した表情をされている！　OTとして良いと感じられたことはストレートに伝えていいんだ!!

偉　井：先生、"お助けシート"を使っていましたね。とても良いアイデアですね。あのアイデア、もらってもよいですか？　別の機会に紹介したいと思います。ところで、あれはどうして導入したんですか？

担　任：はじめ、黒板を全部ノートに書くように指導していたのですが、やっぱり難しくて。走琉くんもヤダーって言うし。何かの本で、板書の軽減の方法について読む機会があって、やってみたんです。そうしたら、とても良くて、周りの子どもたちも使いたいって、それで…。あれでいいんですか？

偉　井：そうだったんですか。とっても良いアイデアだと思いますよ。
　　　　走琉くんは注意の問題があるので、授業時間に集中を持続することが難しいですよね。また読み書きにも苦手さがあるので、ほかの子と同じくらいノートをとることが難しいです。あのシートは、苦手だけどやってほしい必要最小限のことをわかりやすく示す役割を果たしていました。しかも、クラス全

111

体で使うことで学級運営にも好影響でしたね。

(柔井さんの心の声)：なるほど…、現状が良いと感じられたらOTの観点でどこが評価できることなのか、解説することが必要なのね…。

偉　井："お助けシート"は、誰でも使うことができるように設定されていました。支援を受けることは特別じゃないよ、当たり前の権利なんだよ、ということを、生徒に伝える役割も果たしていたと思います。ユニバーサルデザインですね。

担　任：いままで手探りで行ってきたこの方法に、そこまで深い意味があるなんて考えていませんでした。そう言ってもらえて、自信を持って明日から取り組めます。

偉　井：ただ走琉くんがこの先、今日と同じ授業スタイルでは対応できなくなることもあるかもしれません。より抽象的な思考が必要な小学校・中学年レベルの学習では、もっと濃密な個別支援が必要な場合もあるでしょう。これは書くことのみを支援すれば解決する問題ではなく、どのレベルまで走琉くんが理解できているのか常にモニターして、そのつど対応する必要があることだと思います。

(柔井さんの心の声)：ここはOTが気づいたリスクを述べて、このリスクが少し大きくなるようであれば早急な対応をすべきという、セーフティネットを張ることを提案しているのね。

偉　井：いずれにしても先生の授業は、走琉くんにとって適切に組み立てられているだけではなく、クラス全員の子どもにとって、効率的に学習できるよう配慮されていると思います。自信を持って、この方針を継続してください。

担　任：ありがとうございます。いままでのやり方で良かったんだ、間違っていなかったんだと安心しました。

(柔井さんの心の声)：先生が泣きそうな表情をしている。ほっとしたんだろうし、自信になったかもしれないな。私もこんなコメントができるように頑張ろう!!

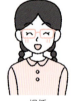

担任

第3章　事例9　解決編

この事例のポイント

コメントすべきことは改善のためのコメントだけではない。
例えば…
・現状が良いと感じられたら OT の観点で解説をする
　　→保育実践・教育実践の根拠を伝える
・現在の取り組みの次の展開をどう考えているのか質問する
　　→先生が意識していなかった見通しを言語化できる
・OT として気づいたリスクを述べる
　　→今後必要なセーフティネットを提案できる

このコンサルテーション事例の理論を学びたい場合は、第2章；71〜78、82頁を参照

コラム⑥　　　「現場での表情やしぐさの出し方」

　ある幼稚園に訪問した時のことです。活動を観察し終えて、スタッフルームに戻られた担任の先生と次のような話になりました。
　担任「今日見ていただいた中で、ちょうど私が困った場面で、うなずかれてましたよね」
　OT「！？　どうしてそう思われたのですか」
　担任「だって、彼が部屋を飛び出して行った時、なんでもない顔をしてましたよね。あれは、私も出て行って仕方がないなと思っていたところでした。いままでの訪問に来た専門の方だったら難しい顔をしてうーんって表情をされたりしていました。あと、彼が廊下の本棚の上に登っていた時も困った顔してましたよね。私もあれだけ

はやめてほしいって思っているんです」
　非常によくコンサルタントのことを見てくださっていたのだと感心しつつも、観察時のコンサルタントのしぐさひとつが非常に重要であることに気づかされた場面でした。特に意識していたわけではなかったのですが、知らず知らずのうちに自分自身も担任のつもりになって子どもの行動に反応していたのかもしれません。
　コンサルタントの立ち居振る舞いや言動は、現場の相談者にとって、良い意味でも悪い意味でも影響を及ぼすことがあります。相手がどう感じられるか、うまく汲み取りながら表情やしぐさを出していくことで、相手との信頼関係が作りやすくなるかもしれません。

（岡田）

事例 10

やさしい偏食指導

第3章

解決編

幼児期から偏食傾向が強かった編書くん。小学4年生になった現在でも牛乳を飲むことができない。相談を受けた熱井さんは、嫌いであれば牛乳を与えなくてもよいのでは？と提案した。

熱井さんはその後、担任から編書くんが書いた作文を受け取った。そこには、編書くん自身が牛乳を飲めるようになりたいと望んでいる気持ちがつづられていた。自分の提案は間違っていたのだろうか…？ 熱井さんは、先輩コンサルタントの偉井さんのアドバイスを受けた。

偉　井：感覚の問題に対する支援はただひとつの正解があるわけではない。時期によって方針を変える必要があるかもしれない。子どもの特性と、置かれている環境、そして求められている課題、なにより子ども本人の思い、これらを丁寧に評価し慎重に判断することが必要だ。自分だけの価値観や思い込みで突っ走ってはいけない。

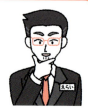

熱　井：う、う〜ん。（いつもながら耳が痛い……）

偉　井：感覚の問題を考える場合は、安心・安全な環境と子どもと指導者の信頼関係が重要だ。例えば君が、未知の国の未開の部落で食事する状況にあったとしよう。見たことのない昆虫料理が目の前に並べられ、理解できない言語で現地の人に食べるようにまくしたてられたとしたら、それらを口にしてみる気になるだろうか？

熱　井：ぜ、絶対に食べません。身の危険を感じます！

偉　井：人は予測できない状況で不安が高まると、感覚が敏感になる。しかし同じ場面でも、現地に詳しい日本人がいて、一緒に食べながら食材や調理方法を詳しく解説してくれて、食べられなくてもあとでほかの料理を用意してくれるとしたらどうだろう？ 少しは味見してみようかな、という気持ちになるのではないかな？

熱　井：うーん、なるほど！ 偏食の子どもも同じですね！ 安心できて、信頼できる支えてくれる人がそばにいれば、新しい食材に少しずつチャレンジできるか

もしれない！
偉井：今回のケースではこれから、編書くんと担任が良い信頼関係を作っていくことができるかもしれないね。
熱井：これからも、フォローしてみます！

3カ月後、熱井さんは担任から編書くんの作文を受け取った。題名は「10年間でいちばんよかったこと」であった。
一体どうやって飲めるようになったの⁉ 熱井さんは担任から経過を聞いた。

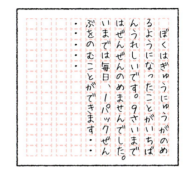

ぼくはぎゅうにゅうがのめるようになったことがいちばんうれしいです。9さいまではぜんぜんのめませんでした。いまでは毎日、1パックぜんぶをのむことができます・
・
・
・
・

担任：編書くんが、牛乳を飲めるようになりたいと考えていることがわかったので、どのようにしていくか、一緒に考え始めました。いろいろ悩んでいる時、たまたま私の机の中からデジタルのキッチン秤（はかり）を見つけました。
熱井：はぁ…。（秤と偏食がどう関係するの？？？）
担任：秤で牛乳パックごとの重さを計量して「前日よりも、1ｇだけでもいいからパックが軽くなるように、牛乳を飲む量を少しずつ増やすこと」を目標にしました。ちょうど算数でグラフの学習を始めたところだったので、日々の重さの変化をグラフに描かせました。
熱井：そういえば、編書くんは数字やグラフが好きでしたね。
担任：1日目は1パック216ｇを半口くらい飲んで213ｇでした。2日目は204ｇでした。1ｇだけ軽くするのは難しくて、思わず多く飲んでしまったようです。そこですかさず私は「飲みすぎだよ！ そんなに飲まなくてもいいんだよ！」と突っ込みました。
熱井：普段言われるのとは、逆のことを言ったわけですね。
担任：そのコメントがおもしろかったのか、グラフで目に見える成果がおもしろかったのかははっきりしませんが、5日目には1パック全部飲んでしまいました。
熱井：すごいですねー‼
担任：牛乳が飲めるようになったのは、編書くん自身の成長です。私は結局「やり

たいけれど躊躇している」編書くんの背中を、そっと押してあげたんだと思います。

熱　井：先生、今回はとても勉強になりました！　私も先生のように、子どもと信頼関係を築けるように頑張ります！

この事例のポイント

・熱井さんは、アドバイスを受けて自分の価値観の偏りに気づいた
・子どもの思いに寄り添う担任の経験談を傾聴し、自分自身の糧とした

このコンサルテーション事例の理論を学びたい場合は、第2章；68頁を参照

事 例

第3章

11 虐待を受けていた子どもの
コンサルテーション 解決編

保育園の年長男児、多々くんについての相談。園の主訴は「ほかの子をなぐってしまうので、どう対応したらよいか？」というものであった。今回は、ベテランコンサルタントの偉井さんが園に訪問した。

≪園に到着すると、偉井さんはさっそく、園長と面談した≫

園　長：多々くんは母子家庭の一人っ子で、お母さんはパートで働いていて忙しいんです。お母さんは、多々くんに厳しくて、時々大声で叱ったり、どなったり、頭を小突いたりしています。家でもたたかれているようで、多々くんは時々、アザを作って登園します。

偉　井：それは多々くんもつらいですね。園では、どのような支援体制を作っているのですか？
　　　　（まずは、保育園の支援体制構築に対する意識レベルを確認しよう。体制作りの現状と、ネットワークの進捗状況も把握しておこう…）

園　長：保健センターと子ども家庭支援センターと連携して、定期的に会議を開いています。その会議の場で確認したことで、記録をしっかりと確実に取るようにしています。本当は写真も撮りたいのですが、子どもへの心理的影響を考慮して、最小限にしています。

偉　井：そうですか。
　　　　（お、これは、かなり意識が高い組織作りがされている。写真の配慮なども園全体で共有ができているな。では、もう一歩踏み込んで、家族支援体制の状況も確認しよう）
　　　　保護者に対しては？

園　長：保健センターの保健師が定期的に訪問していましたが、最近は、子ども家庭支援センターの心理職が相談にのってくれているようです。

偉　井：そうですか。きちんと支援のチームができ上がっているんですね。

園　長：今日相談したかったのは、多々くんのお母さんのことではなくて、多々くん自身の暴力のことなんです。多々くんは時々、ほかの子をなぐってしまうんです。こんな場合はどうしたらよいでしょう？　多々くんも日々傷ついているのはわかるんです。わかるんですが、だからといって、ほかの子をなぐっ

117

ていいということにはならないですよね…。

偉井：園長先生。虐待を受けているお子さんは愛情不足なんです。だから、心が荒れてしまうんです。それが乱暴な行動につながってしまうんですね。でもしかし、だからといってほかの子をなぐってよいということにはなりません。また、なぐってしまった本人も傷つきます。だから、なぐりそうになったらその手を止めてください。言葉で止めるのではなく、しっかりと手で止めて抱きしめてあげてください。「そんなに怒らなくていいんだよ」と声をかけながら。

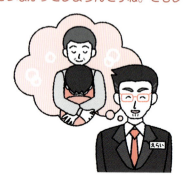

園長：止めていいんですか。本人もつらいから止めたらいけないのかと…。わかりました！　それならできます!!

この事例のポイント

・最初に、虐待リスクケースに対する施設の対応方針を確認・評価している
・相談者の思いに寄り添い、実現可能な対応策を提案している
・訪問時のコンサルテーションのみでは解決できないと考えられる場合は、他機関との連携も視野に入れる

このコンサルテーション事例の理論を学びたい場合は、第2章；75頁を参照

事例 12　第3章

子どもへの関わりが乱暴にみえた担任

解決編

幼稚園から年中のクラスが落ち着きがないので見てほしいという巡回相談の依頼があった。駆け出しコンサルタントの熱井さんが訪問したが、フィードバックではクラス担任の批判を述べるだけになってしまい、担任は泣きながら退席してしまった。

今度はベテランコンサルタントの偉井さんが訪問することになった。クラスを見学している偉井さんの思考過程を見てみると…。

> 偉井：たしかにこのクラスは落ち着きがないが、それよりもまず、担任の表情がさえないな、ため息が多いことが気になる…。担任は体調がすぐれないのかあるいは何か心配事がありそうだ…。

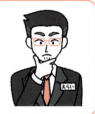

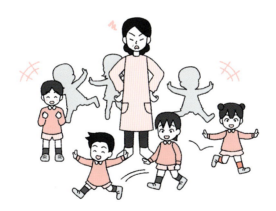

クラスの子どもたちは担任の集合の指示がまったく聞こえていないようで、何人かの子どもは全速力で室内を走り回っている。担任の表情がこわばってきた。担任は、勝手に廊下に出ようとした男児の腕をつかんで叫ぶ。「いい加減にしなさいっ!!」

偉　井：担任は子どもの行動が目に入らず、気持ちを汲み取れていないようだ。その
　　　　ため子どもの側も担任の指示を受け取ることができない。事後のフィード
　　　　バックの前に、まず担任について園長から情報収集をすべきだな…。

偉井さんはまず、園長室に向かい2人で話してみた。

偉　井：園長先生、クラスを見せていただきましたが、私はまず担任の先生のことが
　　　　気になりました。事後のフィードバックの前に、担任の先生について何かあ
　　　　りましたらお聞かせいただけませんか？
園　長：そうだったんですか…。担任は元気がありませんでしたか？
偉　井：はい。とても元気がなく、つらそうな表情もすることがありました。どこか
　　　　イライラしているようにもみえました。
園　長：そうですか…あの、実は…、個人情報なのでお伝えするつもりはなかったの
　　　　ですが、そういうことであれば…。担任は、普段はあのような対応をする方
　　　　ではないんです。1カ月前からご主人が急病で入院し、お子さんは高校受験
　　　　で、家庭内は混乱しています。クラスに落ち着きがないことは担任も悩んで
　　　　いましたが、最近、親御さんたちから少し厳しい指摘をされていて……。
偉　井：そんなことがあったんですか…。
園　長：だから、実は今日の巡回相談もほかのクラスにしようか、と話していたんで
　　　　す。でも、担任が「クラスがうまくいっていないので、子どもたちのため
　　　　に、偉井先生からアドバイスを受けたい」と希望して、今日の相談になった
　　　　のです。
偉　井：そういう経緯があったのですか。
園　長：偉井先生、彼女の個人的なことは聞かなかったことにしてください。でもそ
　　　　のことを踏まえつつ、アドバイスをしてもらえたら、うれしいです。
偉　井：わかりました、園長先生。やってみます。

事後のフィードバックでの、担任と偉井さんの会話。

偉　井：先生、お疲れさまでした。先生の相談内容には「クラスが落ち着きがない」
　　　　と書いてありますね。今日のような姿のことを言っていますか？
担　任：はい、そうです。私、ついイライラして、言葉がきつくなってしまって。

第3章　事例12　解決編

偉　井：そうですね。たしかに、そういった場面がありましたね。
担　任：なんとか、落ち着かせなきゃってあせっちゃうんです。先日も保育参観の後、お母さんたちから指摘を受けて、それで余計に…。
偉　井：そんなこともあったんですか。そうですか…。でも、先生、声に声を重ねると、またそれに声が重なっていって、どんどん大きくなってしまうことが多いんですよ。
しかも、大きな声って、出している人も聞いている側もイライラさせます。静かにさせようと出している声が、逆効果なことって少なくないんです。

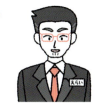

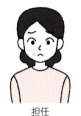
担任

担　任：そういえば、私が話を始めると、子どもたちがよけいに大きな声で話し始める気がします。でもどうしたらよいのでしょう…？　ほおっておいて、静かになるわけではないですよね。
偉　井：ほおっておいたら止まらないでしょうね。では、トライアングルを使ってみてはどうですか？
担　任：え…!?　トライアングル、ですか？
偉　井：そうです。あのチ〜〜〜ンという音。人が出す声とはまったく異なる性質の音を用いると、注意が向きやすいのです。注意を向けると一瞬静かになります。そこで、「みんな偉いね、よく聞いてくれたね」と話してあげてください。そこから、少し歌を歌ってもよいかもしれませんね。
担　任：あ…そういえば……クラスがうるさくても、私が鼻歌を歌っていると、子どもたちも一緒に歌ってくれて、みんなで歌うことがあります。それならできそうです！　私も怒らなくてすみそうです!!　やってみます！！！

この事例のポイント

・担任の行動・表情を丁寧に観察・解釈し、臨機応変に情報収集している
・相談者の思いに寄り添い、実現可能な対応策を提案している

このコンサルテーション事例の理論を学びたい場合は、第2章；52、74頁を参照

121

事 例	第 3 章

13 ほかの子もみてほしいんですけど…

解決編

保護者からの依頼で、保育所等訪問支援制度を利用して幼稚園に出向いた中堅のコンサルタント柔井さん。今回、制度を利用して支援を依頼された対象児は1名のみ。しかし担任からは、当日ほかの子もみてほしいと依頼されます。柔井さんは、この依頼にどのように対処するのでしょうか…。

≪クラスで対象児を観察している最中の、担任と柔井さんのやり取り≫

担　任：柔井先生、ちょっとよいですか？

実はほかにもクラスに気になる子がいて、相談にのってもらえないでしょうか…。

（すごく困ってるわけじゃないんだけど、少しアドバイスがほしいのよね）

柔　井：私も少し気になる子がいたのですが、その相談ってどんな内容ですか？

（OTとして気になる子は何人かいたけど、今日は対象児しか扱えないのよね…）

担　任：なかなか次の動作に移れない子なんです。どうしたらよいかずっと悩んでて…。

柔　井：（悩んでいる先生を少しでも助けてあげたいけど、今日の制度では無理だわ。でも、今後の関係性にも影響するし、ここは無下に断るわけにはいかないわね…）

今日は諸事情で、深くお話しすることはできないんです。でもまた別日に、私を呼んでいただくことは可能ですか？

担　任：そうですよね。後で担当の先生に巡回の手続き方法を聞いておきます。

（まじめな人だなぁ…。今日、少しくらいアドバイスしてくれたらよいのになぁ…）

柔　井：（担任の先生の表情が少しもったみたい…。ここは裏技の出番かしら…）

というのは建前で、今日は一般的にいわれていることをちょっと独り言のようにつぶやいてみますね。例えば、次の動作に移れないといっても背景は様々で―（中略）―です。ただ子どもによって違いますので、やはりしっかりと時間をかけて見てみないと、間違った支援策をしてしまう危険性もあります。

担　任：そうだったんですね！ 勉強になりました!! では、次回はぜひその子をじっくり見てください！ それまでにもう一度、私たちも支援策を検討してみます！

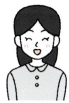

担任

この事例のポイント

・制度上の制約やリスクを理解したうえで、相談者の表情などをアセスメントしながら、その場に応じた柔軟な対応をした

このコンサルテーション事例の理論を学びたい場合は、第2章；82頁を参照

コラム⑦　「地域の学校で働くOT」

「世界で最もOTが多い国は？」

そう、1位は米国、2位は日本！ ちなみに3位はドイツ。

では「米国のOTの勤務先、上位3カ所は？」1位は病院、2位は学校!!

なんと、米国で働くOTの20％が学校に勤務しています。一方、日本ではどのくらいのOTが学校に勤務していると思いますか？ 実は、常勤、非常勤を含めて、特別支援学校を主とした学校には91人＊のOTが働いています。パーセンテージにすると0.2％！ なぜこんなにも少ないのか。それは、日本の学校で「教諭」として、子どもと直接関わる職に就くためには、必ず教員免許を保有していないといけないという、教育職員免許法が存在しているため。

米国と日本、教育の制度は異なれども、米国でこれだけ多くのOTが活躍している現状を見ると、教育現場における、子どもへの作業療法にニーズがあるのは明らかだろう。

かくいう私も、身体障害領域から小児領域への転向者。社会が、子どもたちへの支援を求めてくる時代となった際、ひとりでも多くのOTが、小児領域に足を踏み入れてくれることを切に願っている。

＊日本作業療法士協会『作業療法白書2015』より

（本間）

第3章

事例
14

使っている言葉が違う！ 解決編

とある小学校の通常学級の担任から巡回相談の依頼。対象児は、小学3年生の男児で、担任が気になっている行動面を見てほしいという依頼内容。担任いわく、自閉的傾向が強い児童とのこと。中堅コンサルタントの柔井さんは、この依頼にどのように対処するのでしょうか…。

≪担任と柔井さんとのケース会でのやり取り≫

担　任：柔井先生、先日「とってもわかりやすい 自閉スペクトラム症の本」っていうのを購入したんですけどね、いくつも当てはまるんです！

柔　井：何が当てはまるんですか？

担　任：特徴ですよ！ 自閉症の特徴！ 例えば、上履きのかかとを踏むとか…、これって絶対に感覚過敏ですよね？ それから、友だちと口げんかになると泣いて暴れるとか…、これはいわゆるパニックですよね？ それから……。

柔　井：（熱心で良い先生だけど、少し子どもを色眼鏡で見ているかも…。ひとつずつ齟齬がないか確認していかなきゃ…）
あのー、彼はどちらかで自閉症と診断を受けたことがあるんでしょうか？

担　任：まだないと思いますが、この本の項目に当てはまったもので、てっきり自閉的傾向があるものだと…。

柔　井：上履きに関してはサイズが合っていないようにもみえましたし、泣き出してしまうのは、友だちとの関わり方が未熟なのかもしれません。診断名は、家庭での様子も含めて、お医者さんが総合的に判断してつけるものですし、今日は彼が困っていそうなところを、クラス運営も含めて一緒に考えていきませんか？

担任

担　任：そうですね。一番困っているのは彼ですから、通常学級の中でも彼が困らない支援策を一緒に考えていただけると助かります。よろしくお願いします。

柔　井：（よしっ、本題の授業のユニバーサル化について、これから先生と話を詰めていこう…）

第3章　事例14　解決編

この事例のポイント

・相談者がどのような意味で、またどのような根拠で話をしているのか確認することで、大きな誤解なくコンサルテーションを展開した

このコンサルテーション事例の理論を学びたい場合は、第2章；53、80頁を参照

コラム⑧ 「ノンフィクション」

第1章と第3章はフィクションが多いので、ここでは私が最もよく知る、また最も思い入れのあるお子さんのことを紹介したい。もちろん同意を得たうえで…。

そのお子さんは、神奈川のとある町に住む男の子。彼の気になるエピソードは――

・習字を習っているのに字が汚く、小学校の成績表は、成績は良くても特記事項に何度も「字は丁寧に書きましょう」と書かれている
・お父さんと公園でキャッチボールをすると、ボールを顔面で受け止める
・運動は、球技はもちろんダンスもだめで、得意なのは水泳と持久走
・水彩絵の具を使った絵が苦手
・音楽の授業で、楽譜を見てもリズムがわからない
・テストや作文など集中が必要な時は、机に突っ伏して髪の毛を引っぱりながら取り組む

小学4年生の春。桜の木の下で、学年での写生大会。彼はスケッチまではうまくできていたが、水彩絵の具の色づけがとにかく苦手だった。そして彼は、周りの友だちに見劣りするとわかると、白い絵の具で自分の絵をすべて塗りつぶして消した。それを見つけた昌子先生は彼を強く叱った。

「あなたの絵は素敵なんだから、なんてもったいないことをしたの！ 人と比べないの。そのままで良いんだから。さぁ、もう一回描きましょう」

彼は涙ぐみながら描き直した…。

その年の秋のコンクール。昌子先生は彼の動物好きなところと几帳面なところを生かして、一版多色刷りのキツネの版画に打ち込ませた。伸び伸びと取り組み、結果は金賞。この成功が自信となったようで図工自体は好きになった。その後彼は、画材にクレヨンやアクリル絵の具を好んで用い、作品が MOA 美術館の作品展に出品されることもあった。きっと、さぞやうれしい経験になったことだろう。

中学1年生の春。彼は美人な先輩に誘われて吹奏楽部に入部。楽器はずぶの素人で、楽譜は音階が読めてもリズムがわからない。数学的にリズムを分数や比率で変換して理解しようとするが、曲の速さには到底追いつけない。顧問の哲男先生は彼に言った。

「お前には良い耳があるんだから、耳と身体で覚えれば良いんだよ」

そして、彼をグランドピアノの横に呼び、1フレーズずつリズムを奏でて個人レッスンをつけてくれた。半年後の文化祭。哲男先生は、彼にピンクパンサーという曲のソロパートを与えた。本番当日、演奏は大成功。しかし、哲男先生が指揮を振りながら指揮台を降り、ステージの目立つところに立つ彼のそばに寄って、"こっそり"腰を触って、"さりげなく"演奏を始めるタイミングを教えていたことは、観客の誰一人として知らない。

彼は、いまでも水彩画は苦手で楽譜も完全には読めない。ただ、美術の授業や吹奏楽部での活動を通して、自身の内面を表現することや制作の楽しさ、他者と楽器を演奏することの楽しさを知った。また、絵画や音楽を鑑賞する楽しさも学べた。

しかし最も大きな学びは、自分の苦手なところを、自分の得意なところでカバーできることを教えてもらったこと。欠点もあるけれども、そんな自分自身が好きになれたこと。そして、この話には続きがある。

数年後、彼はOTになったのだ。そう、お気づきだろうが、彼はいままさに、このコラムを書いている。

　OTが取り扱うコンサルテーションでは、子どもの課題や問題点を主軸とした相談が多く上がってくる。つまり、相談者の着眼点は、子どもの欠点に向いていることが多い。しかしどの子にもキラリと光る良いところが必ずある。彼らは自分の欠点に気づいていても、良いところには大抵気づいていない。

　私たちに求められているのは、相談者である教員や保護者へのコンサルテーションを通して、最終的に子どもの自己有能感を高めること。そのことを通して、自身にうまく折り合いをつけた子どもが、今後も住み慣れた地域で、伸び伸びと学べるのではないかと考えている。その信念と経験を胸に、この"自己有能感のバトン"を次世代に託そうと思う。

追伸：
昌子先生、哲夫先生
　その節はありがとうございました。先生方の背中を追って今後も頑張ります。

（本間）

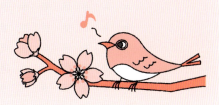

付録

巡回相談までのフローチャート

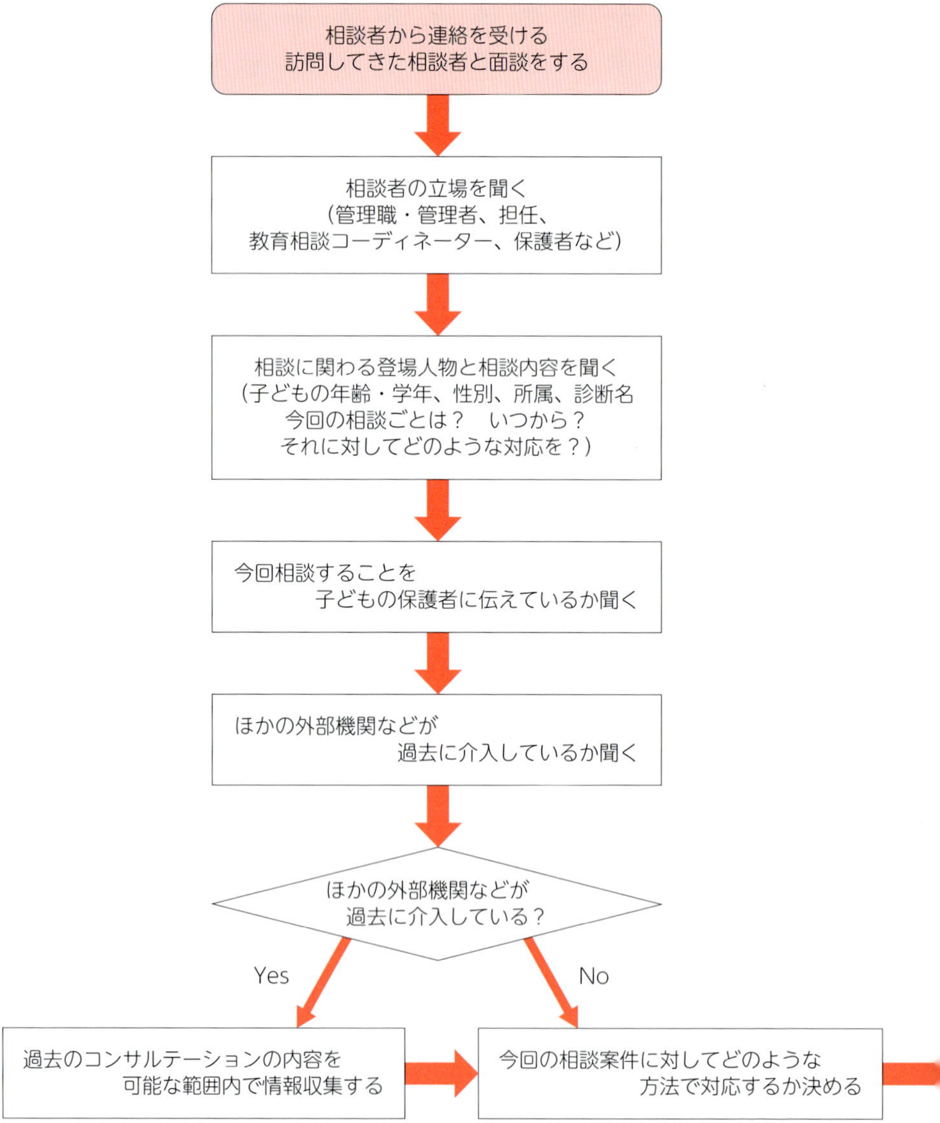

相談者から連絡を受ける
訪問してきた相談者と面談をする

↓

相談者の立場を聞く
（管理職・管理者、担任、
教育相談コーディネーター、保護者など）

↓

相談に関わる登場人物と相談内容を聞く
（子どもの年齢・学年、性別、所属、診断名
今回の相談ごとは？　いつから？
それに対してどのような対応を？）

↓

今回相談することを
子どもの保護者に伝えているか聞く

↓

ほかの外部機関などが
過去に介入しているか聞く

↓

ほかの外部機関などが
過去に介入している？

Yes ← → No

過去のコンサルテーションの内容を
可能な範囲内で情報収集する

→

今回の相談案件に対してどのような
方法で対応するか決める

付　録

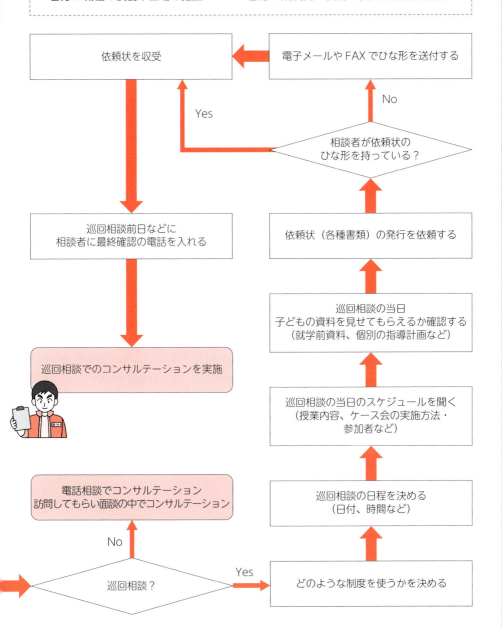

129

付録

OTがコンサルテーションに持参する秘密の7つ道具

　初めて巡回相談に行くOTも、何度か行っているOTも、巡回相談の日にカバンに忍ばせておくと、きっと便利な"秘密の7つ道具"をピックアップしました！
　とあるOTの独断と偏見で選んでいますので、参考までにご活用ください。

その❶ 『名刺』

社会人の基本。自分の所属や肩書き、メールアドレスなどの連絡先を載せておく。名刺を切らしているということは、相手への失礼となるので必ず多めに持ち歩くこと。顔写真が入っている名刺もあるが、公立系の機関ではあまり目にしない。合わせて名刺交換の作法も身につけておくべし。

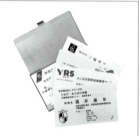

その❷ 『名札』

不審者として警戒されないよう、敷地内に入る前から首から下げておくと適。また玄関先で訪問先の名札を渡されることもある。持参する名札の台紙は何種類か用意しておき、漢字やひらがな表記、所属先やOTという職種の有無など、場所と対象者によって入れ替えられると都合がよい。

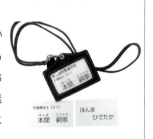

その❸ 『ポケットサイズのメモ帳』

記録用にバインダーを用意してくれる訪問先もあるが、いかにも観察してます感が強いので、小さなメモ帳に気づいたことを最小限メモするとスマート。この記録と、詳細な記憶が、ケース会の良し悪しを左右することも…。合わせて数色ボールペンがあるとカラフルにまとめやすい。

個人的には、スケジュール帳やスケジュール管理アプリ（次回日程を検討するため）、秒針つきの

付録

その❹『上履き用のスニーカー』
訪問先のスリッパを借用してもよい。しかし、来客感は120％で歩くとパタパタ耳障り。動きにくく足も疲れるので、上履きはぜひ持参したいところ。訪問時の外履きについても、フォーマル過ぎると子どもたちと革靴でサッカーをすることになったりするので、配慮が必要（体験談）。

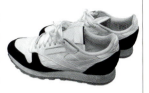

その❺『スポーツウエアの上着』
訪問先に明確なドレスコードはないが、動きやすいからと初回から全身スポーツウエア…というのはOTの社会性を疑われ、しかし、更衣室を借りるとなると少し躊躇してしまう。そんな時は、控室でスポーツウエアをはおると、訪問先の環境になじみやすく、対象者に圧迫感も与えにくいかも!?

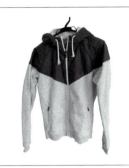

その❻『時事的な小ネタ』
訪問や帰宅時に、管理職と名刺交換をして、そのまま茶飲み話をする施設は多い。ここで話に花を咲かせられるかはOTの腕の見せどころ。話好きの管理職が多い印象だが、相手に合わせたトピックスや、事前にホームページやお便りなどで、訪問先の概要やイベント情報を収集しておくのが賢明。

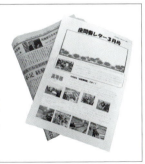

その❼『タブレット端末・スマートフォン』
百聞は一見に如かず。実際の環境設定、教材、絵カードの写真や、支援用アプリケーションなどの紹介に便利。ほかにもケース会の板書記録の撮影、急に質問されたことをちょっと調べるなど、使い方はいろいろ。文献検索ボタンで、瞬時に世界中のOTや専門家の見識を調べることができるかも!?

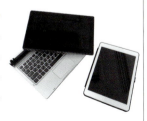

腕時計、ガムや清涼菓子（昼食後の歯磨きの時間を取れることが少ない）も入れたりしています。

第4章

座談会
「いまなぜ、コンサルテーションなの
か〜作業療法士に求められる資質〜」

座談会 第4章

いまなぜ、コンサルテーションなのか
～作業療法士に求められる資質～

参加者：松本政悦氏、酒井康年氏、本間嗣崇氏
司　会：松本氏

それぞれのバックグラウンド

司会（松本政悦氏、以下松本）：松本が司会を担当させていただきます。本日はよろしくお願いいたします。さっそく始めましょうか。まずは自己紹介も兼ねて、お二人のバックグラウンドといまのお仕事について伺えますか。

酒井康年氏（以下、酒井）：私はもともと作業療法士（以下、OT）になる前にいまの特別支援学校、以前の養護学校で働いていました。養護学校で5年間担任として働き、それからOTになろうと思って教員を辞め、養成校で3年間勉強してOTになりました。いまでいう通園の発達支援センターに就職したので、医療施設では一度も働いたことがないのがポイントかなと思います。

松　本：なるほど。

酒　井：就職した職場が地域連携・地域支援をずっと掲げてきた施設で、先輩たちも地域に出ていくことを仕事にしているような環境でした。いまも地域支援部に所属し、地域支援を一手に担う部署の責任者をしています。地域の保育園・幼稚園・学校などへの相談・支援を行いますので外に出ることが多く、制度的には東京都が行っている特別支援学校への外部専門家の導入事業に参画して、現在6校に訪問、また2012年に保育所等訪問支援事業[*1]が創設されたことで、定期的に学校や幼稚園・保育園に行けるようになり活動の後押しになっています。

[*1] 保育所等訪問支援事業：2012年の児童福祉法改正により創設。児童福祉分野では初となるアウトリーチ型支援制度であることが最大の特徴である。対象は学校教育はもちろん、子育て支援施設や放課後児童クラブの場においても支援提供が可能である。

松　本：もと教員という経験はいまの仕事に役立っていますか。

酒　井：とても役立っています。先生方の文化がわかるからです。教員分野と福祉分野では空気も異なり異文化交流と言えますが、学校の先生方が持つ視点と価値観、それは仕事のうえだけでなく、先生という職種の、職員としての文化のようなものもわかることがあるので、そのあたりは先生方と一緒に仕事をしていくうえで強みになっていると思います。

松　本：コンサルタントの資質という側面から考えた場合、医療的な視点と教育的な視点の両方を持っていることは大きい気がしますが。

酒　井：それは恵まれていると思います。

松　本：学校の先生の価値観や思いがわかるという点が強みという感じでしょうか。

酒　井：そうです。あと言葉がわかる点ですね。

松　本：なるほど、教育現場用語ですね。

酒　井：本書にも書きましたが、使っている言葉が同じ日本語でもニュアンスや意味が異なるところがあります。この言葉の裏にどんな意味・意図があるか、私はたぶんわかる。バイリンガルで使えるんですね（笑）。

松　本：2009年に横浜で開催した地域支援に関する講習会（テーマ：『保育・教育分野の多職種と協働するために』）で、酒井先生が出された十字バルーン（第2章、図10、72頁）がありますよね。あれはとても衝撃的でした。OTだけの経験では、このバルーンは書けないなと思いました。

酒　井：とかくOTは「学校はだめだ」という批判をしがちですよね。私は学校の限界を感じて辞めはしましたが、一方で、学校教育の良い面もわかるつもりです。

松　本：どうして学校を辞められたのですか。

酒　井：一人ひとりの子どもを徹底的に掘り下げることが、学校現場では難しかったからです。子どもを深く理解してそれぞれに適した方法を見つけ出す、ということをやりたかったのです。

松　本：それは学校では難しいと感じたわけですね。

酒　井：養護学校、特別支援学校といっても、授業を整え、提供することが学校の役割でもあるわけですから、授業を組み立てたり児童生徒のことを考える時には、その子のことが100％ではない要素が増えてきます。

松　本：なるほど。私も小学校の通常学級の授業を見る機会があるのですが、うまい先生は子どもたち全員を集中させて、引き締まった授業を展開できますよね。それは個々をみつつも全体をみている、あるいは両方できているということでしょうか。

酒　井：両方できていると思います。とても良い授業なのでしょう。けれども、そこで一人ひとりの子どもの発達課題とか、その子の抱えている悩みに対して、その授業の中だけで対応できているかといったら、それは違う問題だと思いますね。

松　本：課題のある子は落ち着いているようにみえても、その子の中では理解できていない状況はありそうです。

酒　井：そうです。授業には参加して勉強はしているけれども、その子が抱えている発達障害の課題そのものは、授業の中では触れられることがないという可能性はあるかもしれません。

松　本：OTになった現在では、個々の子どもを深くみられるし、その子が所属している環境全体を見渡すこともできるという点で、理想的な仕事になっている、ということですか？

酒　井：自分がやりたいことはできています。付け加えると、入職先のうめだ・あけぼの学園で育てられたことが大きいと思っています。学園そのものの理念として、学園の法人名がからしだね*2といって、からしだねは小さな種なので、大人がきちんと手をかけて水をやり、肥料をやって育てることによって大きな灌木になる、そこの例えから来ていて、小さな子どもにきちんと大人が手をかけていこうという精神が根底にあります。もうひとつ、ここで育った種は、今度はあちらこちらに蒔いていき広げていく、その2つの側面があるのです。いま、学園で行われている事業は、この2つの理念を実践しているといえます。入職した時から、この理念のもとで育てられてきているのは大きいですね。

松　本：施設全体で地域のコンサルテーションに向かっているということですね。

酒　井：はい、地域に向かってひらかれている施設といえます。指導してくれた先輩方もみなそうです。

松　本：ありがとうございます。では、本間先生、お

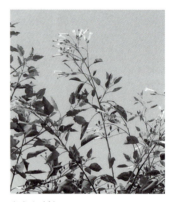

からしだね

＊2 からしだね：聖書のマタイによる福音書の13章31〜32節にある「天の国はからしだねに似ている。人がこれを取って畑に蒔けば、どんな種よりも小さいのに、成長するとどの野菜よりも大きくなり、空の鳥が来て枝に巣を作るほどの木になる。」が由来。（学園ホームページより）

第4章　座談会

　　　願いします。

本間嗣崇氏（以下、本間）：私は、酒井先生と逆で特別支援学校へ飛び込んでいった形です。もともとは大学の作業療法専攻の学科に入り、その後は地元に戻ってリハセンターに就職し、脳血管疾患の患者さんにリハビリテーションを行っていました。そこで働くうちに、退院後地域に戻った患者さんの生活がもっと知りたいという気持ちと、発達分野でも働きたい、パイオニア的な仕事に従事してみたいという気持ちがあふれ、OTとして特別支援学校の教員への転職を決意しました。ただ特別支援学校を含め、学校で教諭の職に就くためには、教育職員免許法で教員免許状を保有していないといけないんです。しかし幸運なことに、神奈川県は平成20年度からOT、理学療法士、言語聴覚士、臨床心理士を自立活動教諭（専門職）という常勤の教員として採用し、県立の特別支援学校に配置していたんです。私はその3期生で、その制度のおかげで特別免許状という教員免許を授与され、現在教員として働いています。

松　本：どのような仕事をされていますか。

本　間：学校内の仕事としては、担任の先生からの自立活動*3や個別の指導計画*4の相談にのっています。また学校外では、特別支援学校のセンター的機能を担い、地域の保育園、幼稚園、小・中学校の先生または保護者などからの相談にのっています。依頼があれば伺い、ケース検討会を行って方針を一緒に考えるといった仕事ですね。また校内・外における研修会の講師なども担っています。

松　本：いまのお仕事自体がすべてコンサルテーションですね。

本　間：そうですね。逆に子どもと1対1で枠組みを決めて行うセラピーはほとんどありません。あくまで担任の先生と一緒に子どもに関わります。ただ、特別支援学校で常勤の教員として働けることは大きいですね。例えば校外の巡回相談*5に単

---

*3 自立活動とは：国語や数学などの教科と同列の、特別支援学校のみに設けられた指導領域の一つ。子どもが『自立を目指し、障害による学習上又は生活上の困難を主体的に改善・克服するために必要な知識、技能、態度及び習慣を養い、もって心身の調和的発達の基盤を培う1)』ことを目標としている。

*4 個別の指導計画とは：平成11年の学習指導要領改訂により、特別支援学校で作成することとなった、『幼児児童生徒一人一人の教育的ニーズに対応して、指導目標や指導内容・方法を盛り込んだ指導計画。例えば、単元や学期、学年等ごとに作成され、それに基づいた指導が行われる2)』。

1）文部科学省：第7章 自立活動 第1目標．特別支援学校幼稚部教育要領　小学部・中学部学習指導要領．平成29年4月告示，199，2018．

2）文部科学省ホームページ：「個別の指導計画」と「個別の教育支援計画」について．http://www.mext.go.jp/b_menu/shingi/chukyo/chukyo3/032/siryo/06090604/003.htm

発で行くと、その日だけは対象のお子さんの課題がみえにくかったり、相談者の担任の先生も外部の人間が来ることで身構えてしまったりする場面はあると思うのですが、私たちの場合は、校内で彼らの日常をみることができます。1日の生活、例えば食事も着替えもトイレもすべてみれるというのは、OTとしていい職場だなぁと思います。保護者の方とも会えるので、担任の先生と協働し合って子どもたちを地域で支えていくことができ、自分の目指していた理想の環境に近いですね。

松　本：お二人ともやりたい仕事はできているということですね。

本　間：はい。校内の場合は最長12年間、また地域で出会った子どもたちがのちに入学してくるなど、継続的に子どもたちをみれることは、ほかのOTの職場にはない側面かなと思います。しかも毎日ですしね（笑）。

コンサルテーションは作業療法である

松　本：バックグラウンドをお話しいただきました。さて、私の認識では、"コンサルテーションは作業療法だ"と言ったのは酒井先生が最初ではないかと思います。その意味するところをご説明いただいてもよろしいでしょうか。

酒　井：言い出しっぺかはわからないですが（笑）、2009年に松本先生にプロデュースされて行った講演会が、それまで取り組んできた仕事を整理するきっかけとなりました。作業療法とは何かについてずっと悩んでいた時に、臨床心理士で私の上司でもある市川奈緒子氏が学校のコンサルテーションに多く携わっていて、「理論的に正しいことよりもコンサルティとその機関が生かされる支援であることが重要」と常々言っていたのです。それを聞いて『あ、作業療法も同じだな』という感覚があって、コンサルテーションも作業療法として考えられるのではないかと思ったのです。

＊5 巡回相談とは：児童生徒一人ひとりのニーズを把握し、児童生徒が必要とする支援の内容と方法を明らかにするために、担任、特別支援教育コーディネーター、保護者など児童生徒の支援を実施する者の相談を受け、助言することを目的とする。また、支援の実施と評価についても学校に協力する。巡回相談の役割としては、次のようなことが求められる。
・対象となる児童生徒や学校のニーズの把握と指導内容・方法に関する助言
・校内における支援体制作りへの助言　　・個別の指導計画の作成への協力
・専門家チームと学校の間をつなぐこと　・校内での実態把握の実施への助言
・授業場面の観察など

第 4 章　座談会

松　本：私はあの講演を聞いて、コンサルテーションの視点が変わりました。私たち OT は作業を通して子どもを支援します。しかしそれだけではなく、その子どもをみている先生も作業をしており、支援の対象となるのだという、その視点の転換があるから、コンサルテーションは作業療法だといえると思うのです。当時、そのように作業を捉えていた人はいなかった気がします。そう捉えるきっかけとなったエピソードなどはありますか。

酒　井：そうですね。養護教員から OT になってみたものの、作業療法って何だろうって思う日々が続いていました。2009 年の講演で松本先生からお題をもらった頃は自分の中で少し整理がついてきていて、作業療法を整理するプロセスとコンサルテーションを整理するプロセスが重なっていた時だったと思います。

松　本：様々な体験を通して、迷いながらコンサルテーションは作業療法だという結論にたどり着いたということですね。あの講演での『コンサルテーションは作業療法』という視点はストンと胸にきました。本間先生、いまのお話を聞いていかがでしょうか。

本　間：学校の中に飛び込んだ当初は、私もご多分にもれず対象者の子どもだけをみていました。ところが、一生懸命、子どもの評価や方針を担任の先生に伝えても先生方には響かず、ケース検討会でも私が一方的に話している割合が多かった。そしてなんでうまくいかないのだろうと思っていました。いまなら、私がみた視点をどうわかりやすく先生にお伝えして、一緒に何ができるかを考えます。そのほうがその後の支援などが結果としてうまくいく、ということを現場の経験を通して感じました。

松　本：OT は自分の評価・視点をそのまま担任の先生にやってほしいと思ってしまいがちですよね。

本　間：それは価値観の一方的な押しつけになってしまいますよね（苦笑）。

松　本：OT 同士だと抵抗なくすんなり受け入れてもらえる場合も多いのかもしれません。酒井先生は教育の世界も知っていますから、そのあたりは初めからすんなりいけましたか。

酒　井：いえいえ（笑）。担当の保育園に行く場合と巡回相談で単発的に行く場合とでは要求されることが違うというのは、肌で感じていましたね。この違いは何なのか、当時はよくわかっていませんでした。

松　本：その場その場でよく考えて、どういうことが求められているのか理解するということを試行錯誤するようになったのは、そういう体験があったからですね。本間

139

先生の場合はいかがですか。

本　間：私の場合、地域の相談は基本的にセンター的機能にのっとって上がってきますので、比較的求められることは明確なのかもしれません。ただそんな中でも"本当の"ニーズの把握などは試行錯誤してきましたね。

私の失敗談

松　本：では、ここで失敗談を伺えますか。

本　間：私はバックグラウンドが身体障害領域の OT ですので、転職した時は、小児に対する知識が大学で学んだくらいしかありませんでした。それで着任した当初は、先生方とお話しする際に少し背伸びをして、自らバリアを張ってしまった時期がありました。

松　本：具体的に、どんな風にでしょうか。

本　間：少しでも落ち着いてみられるように顎ひげをたくわえてみたり、説明の際に横文字を多用したり（笑）。筋肉が low tone だとか、アライメントがどうこうといった具合ですね。ただうまくいかず、暗中模索している途中で、先生方が相談をしてくださる時点で、自分は必要とされているんだと気づいて、等身大で対応することで先生方の仲間に入れてもらおうという視点に変わりました。

松　本：なるほど。

本　間：また１回だけで呼ばれなくなった巡回相談の事例も、失敗していたのかもしれません。一度、呼んでいただいたにもかかわらず、次につながるような仕かけを置いてこれなかったわけですから。いまは継続的に関われるような工夫をするように心がけています。

松　本：１回きりで終了してしまったこと、それ自体が失敗だったかもしれないというわけですね。

本　間：はい、その可能性はあります。それから、酒井先生が先ほどおっしゃっていましたが、ケース検討会で求められている役割をわかっておらず、自分の評価だけを伝えればいいと思い込んでいました。コンサルテーションの視点で関わり始めた時に、それまでとは視点ががらりと変わりました。

松　本：気づいてからは、どのような工夫をしているのですか。

本　間：かた苦しい表現は避けて時にはユーモアを交えたり、ケース検討会の前に参加される先生がどういう方か事前に評価したりするようにしています。例えば専門の

教科や、どんな趣味を持っておられるか、どういう風に子どもをみておられるのかなど、ケース検討会が始まる前に場作りも兼ねて話しかけたりします。

松　本：担任の先生の評価をしてから、OT としての見立てをフィードバックしているわけですね。

本　間：そうですね。私は第一印象で評価する場合、表情はもちろん、服装も大きな要素と考えていて、着ておられるメーカーや種類、デザインから興味、関心を想像して、そういった話題を空いている時間に振ったりします。これらの点は、大学での面接技法の授業と精神科領域担当の教授に感謝しています（笑）。

松　本：特別支援学校の先生は服装にバラエティがありますからね。では、酒井先生からも失敗談を伺えますか。

酒　井：子どもの担当セラピストとして訪問した時、評価したことをすべてお伝えして、自分ではある程度満足いく支援ができたと思って帰ってきたのですが、あとから保護者の方を通して学校の先生から『あの先生は何だ、私の指導をしに来たのか』と言われたことがあります。良かれと思ってこちらは助言したわけですが、その先生はベテランの先生で、その先生からは期待されていない役割を勝手にしてしまったわけですね。それは自分の中でとても大きな失敗でした。担当セラピストとして行く場合と、巡回相談の形で先方からの要望で行く場合とでは、求められる役割が違うのだなという整理につながりました。

松　本：ケースワーカの方から、学校に出向いたら 8〜9 割は先生のやり方をほめないとうまくいかないことが多いと聞いたことがあります。ニードがなく訪問した場合はそのような感じでしょうか。

酒　井：ほめるというより侵害はしませんよ、私たちはそういう立場ではないですよという姿勢を示すことでしょうか。

地域支援は異文化交流

酒　井：学校の先生方は教員以外の他職種と仕事することにはあまり慣れている環境ではないことが多いと思います。外部から人が来る場合、指導を受ける対象が来るという意識を持ちやすいのです。逆に、OT はスーパーバイズを先輩から受けるのは当たり前の文化ですよね。そのため、外部からセラピストといわれる人間が来ることに対して、防衛的になりがちな教員文化を理解することが大事だと思います。

141

本　間：OT は訓練室で後輩と一緒に患者さんをみたりしますが、地域の学校の先生は研究授業など限られた機会しかないですし、他者にみられる経験は少ないですよね。特別支援学校の場合は、複数の先生で授業を行いますので、これにはあたりませんが。

松　本：地域の学校の先生は自己研鑽をどのようにしているのですか。先生方はお互いの授業をみないということですか。

酒　井：いいえ、先輩教員などから指導はしますがポイントが違う気がします。セラピスト、特に OT は OT 自身のあり方を検討する傾向がありますよね。

松　本：ええ、そうですね。

酒　井：OT としての自分のありようとか、自分の価値観とか、特に発達領域の OT はそのあたりを掘り下げる傾向がありますが、学校の授業とか授業研究ではそこはやらないですよね。授業展開における技術的なこと、例えば時間配分とか黒板の使い方とか、投げかけた質問の中身は適切だったかなど、テクニカルな事柄へのディスカッションはよくされますが、先生の中に潜む差別感とか生徒との関係性など内面に介入したディスカッションは基本的にはしないと思います。

松　本：そうなんですね。

酒　井：先生同士、お互いを尊重する文化ともいえるかもしれません。

本　間：「こんな良い教材があるよ」などの提案はありますが、OT のような雰囲気や環境はないですね。

酒　井：そこはおそらく、OT が独特なのだと思います、特に発達領域の OT は（笑）。

本　間：徒弟制といいますか、職人気質のところもありますよね（笑）。

松　本：すると、うまい授業を展開できる先生は、ご自身でそのスキルを編み出しているわけですか。

本　間：熱心な先生方が多いですので、良い関わりの情報は共有されていると思います。ケース検討会の中で、同じ園のほかのクラスでこのような取り組みをしていて功を奏していましたよ、などと伝えたことはありますね。

松　本：特別支援学校でも、担当する子どもは決まっていますよね。

本　間：決まっていることが多いですね。

酒　井：学級一つひとつが独立している感じですね。

松　本：そういう文化にコンサルタントが入ってくるというのは、抵抗があるでしょうね。

酒　井：学校は他者から介入されることにはとても敏感です。それは、先生方が学級の中で子どもたちのために行っていることを、他者が簡単に介入して意見しては成り

第4章　座談会

　　　立たなくなる側面があるからです。それこそ、近所のおじさんが教育のあり方に
　　　介入してきては困ってしまいます。

松　本：担任の先生以外が介入しにくい仕組みが必要な文化でもあるわけですね。

酒　井：学校が一律に授業を行うことに OT は批判しがちな傾向がありますが、いまの日
　　　本の識字率の高さを捨てる覚悟はありますかということにもなります。日本全国
　　　で識字率が高水準で確保できているのは義務教育のシステムがあるおかげです
　　　し、その背景に一律の授業を受けることができること、その側面もセットになっ
　　　ています。

松　本：そのとおりですね。

本　間：一律の授業は、先生それぞれの個性に引っぱられた偏りのある教育が行われるこ
　　　とも防止しているのだと思います。その一方で先ほど少し触れましたが、特別支
　　　援学校には自立活動という指導領域があって、指導要領に則って個に合った授業
　　　を学校の先生がオーダーメイド的に作れたりするのです。

松　本：それでも、異文化である学校に切り込んでいくのは大変だったと思いますが。

本　間：ええ。最初に着任した学校は児童生徒数 330 人と特別支援学校としては大きい
　　　学校でした。教員の方は 170 人くらいおられましたが、最初の 1 週間で全員の顔
　　　と名前は覚えました（笑）。

松　本：おお、すごいですね。

本　間：それから飲みコミュニケーションを大切にしたり、職員室の机をみて先生の興
　　　味・関心・価値観を評価したり、最近ですと、音楽の先生と私（OT）と進路支
　　　援の先生とでサックスのアンサンブルを授業で披露したり。日常的な相談は
　　　ちょっとしたところで受けることも多いですので、先生方や子どもと接する機会
　　　を増やす関係作りを心がけています。

松　本：すばらしいですね。失敗談、ほかにはいかがですか。

酒　井：失敗談と言いますか、東京都作業療法士会での活動の中で上がってくるクレーム
　　　報告を聞いていると、訪問先で求められている役割を超えてしまったことで失敗
　　　につながった例が多いように感じています。クレーム事例は、自分の役割を整理
　　　するうえでとても参考になります。

松　本：本書の発刊目的が、失敗という経験知を後輩に伝えることであるわけですが、そ
　　　れは意味がありますか。

酒　井：ありますよ。こうするといいよとか、ポイントはここだよといった研修会やレク
　　　チャーはたくさんありますが、そのとおりにできれば苦労はないです（笑）。失

143

敗談を取り上げて改善方法を示すことは、やるべきことと、一方でやってはいけないことがみえてくるのだと思います。

本　間：やってはいけないことを押さえておけば、介入の自由度も上がり、若手はやりやすくなると思います。

求められる資質とは

松　本：では、次にコンサルタントの資質について取り上げてみたいと思います。酒井先生、お願いします。

酒　井：はい。子どもに1対1でセラピーする時にすばらしいセラピーを発揮する人がいます。一方で、その能力と地域に出て行って地域支援ができるという能力が、必ずしもリンクしない時があります。もちろん、両方できる人もいます。作業療法としてのベースは同じですが、コンサルテーションには身につけてきたセラピーの知識や技術とは違う技術・視点が必要です。セラピーの技術の上に、地域支援を行うためのスキルというものが要求されると思います。

松　本：どちらもベースには、作業療法的な要素はあるわけですか。

酒　井：ベースは同じだと思います。

松　本：子どもと1対1だと天才的な能力を発揮できるのに、地域支援だとなかなかうまくいかないという例はありますね。それは資質によるものでしょうか。

酒　井：私は俯瞰する能力の差と考えています。セラピーの場面だと子どものことを一義的に深く評価することが求められるわけですが、地域ではさらに環境の評価や先生の評価も行わなくてはなりません。短時間のうちに広範囲の評価を多くしなくてはならず、いま起きている事態を俯瞰できる能力が必要不可欠となるのです。その能力は、時にセラピー能力よりも重要視されます。

松　本：俯瞰できる能力ですか。酒井先生の場合、閃きのセンスも持っておられるように思うのですが。

酒　井：それは、セラピースキルともつながるところかもしれません（笑）。

松　本：そうですよね。評価したあとの支援方法を見つけ出すところは個性が出ますよね。無限にある選択肢の中から選ぶわけで、俯瞰して評価して終わりではないですから。

酒　井：これはセラピーでも変わらないですが、地域では1回しかお会いできない人たちもいますので、その場で確実に結果を出す必要があります。一般論ではなく、そ

第4章　座談会

の話し合いの直後から具体的にできることを提案できないと、次の仕事が来なく
なってしまいます。

松　本：本間先生はいかがですか。

本　間：酒井先生のおっしゃるとおりですね。子どもを評価したあとのケース検討会まで
の30分間など、短時間で提案をまとめなくてはなりません。その30分で一人ひ
とりの先生の気持ち、子どもの気持ち、それらの最小公倍数を瞬時にみつける。
いま振り返れば、そこはトレーニングが必要だったなと思います。

松　本：失敗だけでなく、成功しないと見えてこなかった部分でもありますね。コンサル
タントの向き不向きについてはいかがですか。

酒　井：向き不向きを自覚することが大事かもしれません。私たちが離れた後も、その子
どもを取り巻く大人がいて、その子どもの生活は続きますからそこがうまくいか
ないと、どれだけその子どもにとってのベストを考えてもうまくいきません。
OT はそのあたりの価値観を柔軟にする必要があります。

松　本：その点は大きなポイントですね。発達領域の OT は個別のセラピーを通して子ど
もを変化させることに重きを置く場合が多いですから、それと異なる価値観を受
け入れるには心のハードルがありそうです。

本　間：そうですね。介入することによって継続的な反応がそこで起き、子どもと相談者
がうまくつながっていく、これが地域支援なのだと思います。

松　本：そうしますと、向き不向きはその価値観を受け入れられるかどうかでしょうか。

本　間：価値観の柔軟性は絶対必要ですね。

松　本：これまでセラピストはスキルを磨き、様々な技術を駆使して、個人のために良い
結果を出す作業療法を目指してきました。それとは違う方向性ではありますが、
その価値感が理解できれば、役立つコンサルテーションができますか。

酒　井：ある程度、練習を積んだりすることによって身につけられることはあります。そ
の先にある向き不向きというのは存在すると思います。

松　本：先ほどの俯瞰して評価するという視点は、項目をリストアップすればある程度で
きると思うのですが、その結果を踏まえて支援方法を考え出すというスキルは、
直観、あるいは才能に近い気がするのですが。

本　間：うーん。お二方の背中を追っている立場なのでそこはわからないですが、具体的
で、その場で明日からできるものを提案できるというところは、差が出るところ
だとは思います。

松　本：それを提案できるかどうかは直観でしょうか。そのあたりが向き不向きというこ

145

とになりますか。

酒　井：相手に体験させる能力だけではなく、説明する能力も求められると思いますね。

松　本：なるほど。ところで、実際に経験しないと身につかないスキルもありますよね。何か方法はありますか。

酒　井：プログラムをどこまで具体的に提案するかは個別のセラピーでも考えますよね。遊具はマットにしようとか。それは単にシチュエーションだけですが、そうではなくて、具体的に5W1Hを描けるようになることだと思います。

松　本：それは個別の場面で、でしょうか。

酒　井：そうです。それにはトレーニングが必要です。地域での実際の場面、例えば幼稚園の場面で、ひとつのシチュエーションを想定して、先生がこういう声がけをすると子どもからはこういうリアクションが返ってくるから、その時に先生がこういうリアクションで応えるというような、実際に起きることを想定できるようになるためのトレーニングは必要だと思います。

松　本：訪問先でトレーニングする、ということですか。

酒　井：セラピールームでもできます。未来想定だけではトレーニングとして難しいので、今日のセラピーを振り返って、あの場面をより良くするためにはどうするかという復習型でいいと思うのです。今日のあの子の様子なら、このタイミングでこういう風に声がけをしてこうハンドリングしていたら、返事が返ってきたのかもしれないというように、具体的に振り返ってシミュレーションできると、未来の予測に役立ちます。

松　本：振り返り型トレーニングといえますね。本間先生は何かありますか。

本　間：私は校内で日々コンサルテーションをしているので、いまの振り返り型トレーニングでいえば、自分が作成した記録と合わせて、相談者の記録も読んで相手がどう受け取ったかを確認しています。きちんと意図が伝わっていたかどうかや、この表現よりこちらの表現・例えのほうがよかったかもしれないなど振り返っています。

松　本：それはいいですね。学校で記録を読める立場であることが強みですね。

酒　井：外部から入ったスタッフでも継続的に関われるのであれば、しくみとしてそれは意識する必要がありますよ。巡回相談では難しい場合も多いですが、先生方に報告書をお願いして、記録がこちらに回ってくる、フィードバックされるしくみ作りはとても大事です。

本　間：ケース検討会の時に担任の先生に記録を書いてもらえないと申し送りがうまくい

第4章　座談会

かず、そこでの継続的な反応が起こらないで案件終了という失敗例も経験しているので、適度な記録は重要ですね。

松　本：スキルの身につけ方も教えていただきました。ありがとうございます。

これからの展望と課題

松　本：それでは最後に展望と課題について伺いたいと思います。OT協会の理事でもある酒井先生から、まずはOT協会の目指す方向性をお話しいただけますか。

酒　井：今年（2018年）はトリプル改定の年でした。その中で印象的なことがあります。私が直接関わっているところでは保育所等訪問支援がありますが、今回、大きな加算[6]がついています。また2015（平成27）年の介護報酬改定でもOT協会が推進している生活行為向上マネジメント、いわゆるMTDLPには生活行為向上リハビリテーション実施加算[7]があり、MTDLPの視点で評価を行ったりすると加算がつくようになっています。OT協会でもマネジメントという観点が入ってきており、注目すべきことです。また今回、生活機能向上連携加算[8]の見直しもありました。

松　本：そうですね。

酒　井：今後は、個別の作業療法でみるべき子どもとそうではない子どもとを、きちんと見極めていく必要があります。個別でみるべき子どもにはしっかりと作業療法が届くようなシステムを、一方で、地域には多くの子どもがいますから、その子どもたちに作業療法のエッセンスを届けていくということも考えていく必要があるわけです。後者の場合、個別作業療法ではなく、コンサルテーション、あるいはマネジメントという発想で、地域を広くカバーしていくことが必要になってくるだろうと思います。

---

[6] 加算：保育所等訪問支援給付費916単位（基本部分）に、専門職員が支援を行う場合には加算375単位がつく。

[7] 生活行為向上リハビリテーション実施加算：実施計画に沿ったリハを行い、生活活動能力が向上した場合に6カ月に限り算定できる。

[8] 生活機能向上連携加算：対象者の自宅を訪問する際に「サービス提供責任者」と「訪問リハビリテーション」または「通所リハビリテーション」等の理学療法士等が同行し、共同して行ったアセスメント結果に基づき訪問介護計画を作成（変更）した場合等に取得できる加算。「訪問介護」のみが対象とされている加算であったが、2018年の介護報酬改定では、その他の事業所でも生活機能向上連携加算が算定できるようになった。

松　本：まさに方向性の転換ということになりますね。

酒　井：いま OT 協会で進めている学校作業療法士モデルも基本的にはその考え方で、本間先生が働いている神奈川モデルを参考にしています。そのモデルも、直接作業療法を提供するというよりは、広くコンサルテーションモデルとして働くというイメージです。今後こういった働き方は増えていくと思います。

松　本：時代の流れとしては、制度的にもそのような方向性になっているということですね。

本　間：神奈川県では、3 校の県立高校をインクルーシブ教育実践推進校（パイロット校）というものに指定しています。

酒　井：高校の通級指導教室に続く、新しい取り組みですね。

本　間：そうです。インクルーシブ教育の高まりとともに、いままで特別支援学校に来ていたお子さんたちを地域の学校でみるとなれば、OT への潜在的なニーズが表立ってくるのではないかと思います。「平成 29 年度神奈川の特別支援教育資料」によれば、少子化であるにもかかわらず、特別支援学校や特別支援学級の幼児児童生徒数は右肩上がりですので、OT の人手不足も懸念されます。私は、地域の学校の先生に、1 つでも 2 つでも作業療法のエッセンスを届けられれば、それが時間的にもエリア的にも波及して、結果、子どものための良質な教育につながると考えています。また、神奈川県のこのモデルが全国に広がってほしいとも思っています。

松　本：OT がマネジメント的な視点を持つことを期待されている、ということは、コンサルテーションは作業療法であるという視点の必然的な結果といってもいいですね。

酒　井：もともと OT が持っている視点ですね。アプローチする対象者だけでなく、環境にまでアプローチできるというのは作業療法のそもそものモデルだと私は思っています。それが形を変えるとコンサルテーションという表現になるのかなと思います。

松　本：この流れの中で私たちの課題としては、どんなことが挙げられますでしょうか。

酒　井：この先、どう成果をみせていくかでしょうか。

松　本：なるほど、そうですね。

酒　井：OT が訪問すると評判はいいのです、とても。ですが、OT が行って本当によかったということをどう数値化、つまりデータとしてみせていけるかが今後の課題だと思います。他職種と比べた時の、OT の専門性の部分を整理していくことは大

きな課題かなと思います。

松　本：コンサルテーションスキルは数値化できるものでしょうか。具体的にすぐに実行可能な手段を提示できることが OT の強みだと思いますが、それを点数化して評価するというのは難しいですよね。アンケート結果のみでは、残念ながら科学的信頼には至りません。

酒　井：研究手法の開発も含めて課題といえそうですね。課題を乗り越えていかないと、セラピストならどの職種でもいいです、ということになってしまいます。

松　本：コンサルテーションの効果を客観的に評価することは簡単ではないですが、今後、ますます求められていくということですね。

酒　井：OT 協会が推進する MTDLP の視点を身につければある程度のスキルは獲得できると思います。OT 協会は MTDLP の視点は OT であれば持っている素養であるというスタンスです。私も OT にとっては特殊な能力ではないと思います。

松　本：なるほど。OT であれば誰でも、向き不向きはあるにしても、コンサルテーションスキルを身につけることはできる、ということですね。

酒　井：素養をベースにして、それなりの研修を積むことで身につける力は持っていますよ。

松　本：OT への大きな期待ですね。本日はありがとうございました。

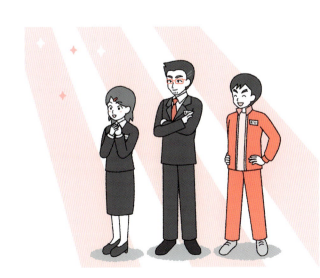

あとがき

果たして、それは「失敗」だったのだろうか

　本書では執筆された３名の先生方が、ご自身の実践経験の中からポイントとなるエピソードを『失敗談』として、私たちに学びを与える題材となるべく、わかりやすい形に整理してくださいました。

　本書を手に取られた方の中には、事例のようにクレームや大ごとになってしまう経験をされた方もいたかもしれません。また、大ごとにはならなかったものの、もしかしたら過去のあの場面はまずかったのかもしれないと思い浮かべられた方もいたかもしれません。本当の現場では、もっと複雑に物事が絡み合い、セラピストにとってつらい事態となることも少なくないでしょう。また、まだそういった場面に遭遇したことのない、将来地域支援の現場に関わる方もいるでしょう。

　本書の中ではコンサルタントが失敗に気づかず、先輩コンサルタントから気づきを促されるストーリーが随所に交えられています。地域支援の現場では、クレームなど大ごとにはならないものの、支援に回ったコンサルタント自身が気づけない「失敗」が多くあることも事実です。コンサルテーションの考え方は私たちセラピストに、いままで失敗と思っていなかった事態を、失敗として捉え直す視点を与えてくれます。

　事例にあった若手コンサルタントのように、かつての私は自分自身の考えや思いを、相談者の現場に押しつけて、押し通す対応をしていました。「特別支援教育といっても、先生たちは子どもたちに何もしてくれないじゃないか」と訪問先で、自分の提案したことがひとつも通らない、そのようなことも経験してきました。私のコメントに対して納得されない相談者に対して、障害や支援、合理的配慮がわかっていないと決めつけ、相手や相手の組織、制度など社会的なもののせいにすることもありました。相手に障害や支援のことをよく知ってもらうためには、どんな説明や研修をすればいいのだろうかなど、自分本位の解決の方法ばかりを考えていました。

　コンサルテーションという考え方を知り、自分自身の取り組みに対する振り返り方を知ったいま、あの時の、あの考え方は違ったのかもしれない、あのやり方でなく別のやり方ができたのかもしれないと思えることがよくあります。

地域支援の現場を相手にするために、セラピストが心がけること

　第２章でも述べられていますが、コンサルテーションモデルは、従来のセラピストが対

象者と向き合うモデルと類似している部分もあり、セラピストが地域支援におけるコンサルテーションの役割を担っていくことは、専門技術の提供以外の面でも向いていると私は考えます。しかし、従来の療育、治療の現場では当たり前と思われていることを、そのまま地域支援の現場に当てはめて実践してしまうと、本書の事例のような摩擦が生じてしまいます。

　第4章の座談会『いまなぜ、コンサルテーションなのか〜作業療法士に求められる資質〜』の中では、現場で起きている事態をもっと高い視点から見る「俯瞰する力」の大切さについてのお話があります。地域支援の現場では相談者の組織やシステム全体を俯瞰して捉える力が、セラピストにも求められることになります。この能力は、地域支援に関連する環境にないと身につかないものではありません。大きな病院や企業であっても、小さな事業所であっても、自分自身が所属する組織がどのような社会的役割があり、どのようなシステムの中で動いているのか、日常の業務の中でいま一度確認してみてください。セラピーや支援といったものが、社会のシステムの中で、どこに位置づけられるのかという視点も大切です。社会の動きや、組織の構造を学び、一定の働き方を身につけておくことは、必ず地域支援の現場における「俯瞰する力」につながります。

　また、セラピストが地域支援でコンサルテーションという立場をとるのであれば、自らの立場や心構えの変換だけでなく、様々なスキルも必要となってきます。相談者のナラティブ（物語）な発信を促し本質に迫っていく傾聴と質問の力、セラピストの持ち得る知見を相手に届けることができる力、相手が納得し行動につなげられるように伝える力。これらの力は、地域支援の現場だけでなく、従来のセラピストが活躍する現場でも十分に生かされるものです。リハビリテーション（以下、リハ）の文献だけでなく、様々な分野の情報に関心を向けて学ぶことも、セラピストと地域がつながる力となっていくと思われます。

If all you have is a hammer, everything looks like a nail.

　「欲求段階説」で有名なアメリカの心理学者マズローの言葉に、「ハンマーを持つ人にはすべてが釘にみえる」というものがあるそうです。

　私たちが地域支援の現場に出向く時には、リハの専門職という肩書を持っていくことになります。現場からは、少なからずリハの専門知識を用いた助言が求められることがあるでしょう。出向いていくセラピスト自身が、現場とやりとりを進めるために、リハの中の

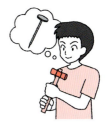

1つか2つ、あるいはたくさんの理論や手段に頼ってしまうことがあるのも事実だと思います。

しかし、私たちは、相談者を技術や知識を使うための相手として捉えてしまわないよう気をつけねばなりません。課題がセラピストの支援しやすいような形にみえてしまっていないでしょうか。コンサルテーションの立場で相談者と関わるのであれば、相手の現場が、真に解決すべきことは何なのか見据えて、時には専門的な知見や技術の使いどころ、出し加減を自分自身でコントロールできることが求められます。

相談者が巡回相談などでセラピストに相談する際に、知らず知らずのうちにセラピスト向きの主訴にまとめてしまうことがよくあります。身体介助の方法、姿勢の取らせ方を教えてほしいので、理学療法士の先生に相談したい、言葉の発達を促す助言がほしいので言語聴覚士の先生と相談したい。一見セラピストに対する真っ当な依頼内容にも受け取れますが、もしかしたら本当に解決すべき課題を言葉にできていない可能性があります。また、セラピストの活用の仕方を狭い範囲で捉えられてしまっているのかもしれません。

相談者の依頼内容に沿ったコンテンツのみに着目し、専門性を発揮した助言・指導をしてくることが、専門家による巡回相談だという考え方もあります。しかし、いまの時世ではインターネットや書籍といった多くの情報源があり、もし仮にリハの分野が専門性の高いものであったとしても、「知識やノウハウの切り売り」だけでは地域支援全体に寄与することができず、近い将来、立ち行かなくなってしまう恐れがあります。

長年同じ園や学校と関わっていると、多くの外部の専門家を受け入れ、たくさんの助言・指導を得ているにもかかわらず、対象の子どもや担当する職員が変わるたびに、その時々の状況に合わせた助言・指導を行っていることに気づくことがあります。そういった機関に対して、私たちセラピストは「あそこの園は（学校は）いまだにうまくニーズを出

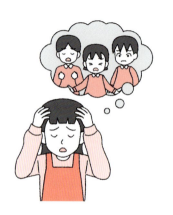

せるようにならない」「毎年、同じ助言・指導ばかり求めてきて、何も変わらない」といかにも上からのもの言いで嘆いてしまっていないでしょうか。相談者が子どもたちとの関わり方に困難を抱えている時には、課題の本質に迫ることができずにいる場合が多くみられます。セラピストに支援を依頼された機会を生かし、相談者の課題整理や、解決に向かうようなエッセンスを加えていくことを、セラピストによる地域支援のコンサルテーションの醍醐味のひとつとして考えてみるのはいかがでしょう。地域機関のエンパワメントに貢献できる、別のアプ

ローチを考え、新たな実践が生まれるかもしれません。

　コンサルテーションの考え方で、私が特に関心を持っているのが、相談者が考えることを支援する、相談者自らが答えを出すプロセスを支援するという部分です。助言や指導といった立場ではなく、相談者自体が主体性を持って進んでいくために必要な支援。知れば知るほど決して新しい取り組みではなく、リハとして、私たちが本来追い求めていたものと同じ考え方であると思うようになりました。

　コンサルタントが相談者自身の解決に向けて一緒になって考え、導き出した答えは、案外ありきたりのものであったりします。しかし、その答えに至る過程を共有することで、相談者にもコンサルタントにも新たな気づきと、解決に向かう一体感、エネルギーが生まれます。「創発」、「ブレイクスルー」、どのような言葉であらわしてもよいと思います。ありきたりの、他愛もないかもしれないその答えは、当事者間でしっかりと課題の本質をついたコンセプトそのものです。そこには相談者とコンサルタント双方の思いがしっかりと含まれています。これはセラピーや支援の場面に置き換えても、まったく同じことが言えると思います。

　私にとって、コンサルテーションとは、テレビ番組などで取り上げられるような有名企業や凄腕ビジネスマンらが行っていることのように、遠い存在のような感覚でした。子どもたちに関わる療育や地域支援の現場で、しかもセラピストがそのような能力を役立てるような発想は、少なくとも駆け出しの頃の私にはありませんでした。先ほど述べたように、保育士や学校の教職員など、セラピストとは異なる文化を持つ多職種との関わりに苦慮していたかつての私に、「コンサルテーション」という言葉を与えてくれたのは、この本の執筆者のひとりである酒井康年先生でした。紹介していただいた文献から始まり、様々な文献やセミナーを探し求めたことを覚えています。

　コンサルテーションという言葉に出会い、地域支援に関連する業務はもちろんのこと、子どもたちや保護者への関わり方も、多職種との関わりも、私自身の取り組みのすべてに変化がありました。

　コンサルテーションというものを、地域支援に貢献したいと苦慮しているセラピストに、そして次世代を担う方々に知ってもらいたい、その願いだけで進められたこの企画を、形にしてくださったのが、松本政悦先生と、本間嗣崇先生、酒井康年先生、そして本書の企画・編集を担当いただいた三輪書店の小林

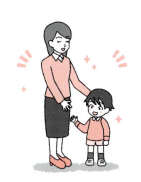

美智さんでした。皆様にはこの場をお借りして感謝申し上げます。

　本書が提案する、セラピストが地域支援の分野で役立つためにコンサルテーションのモデルを取り入れる考え方は、今後成熟が期待される部分と思われます。執筆された先生方をはじめ、本書を手に取られた皆さんが、実践の中で今後さらなる磨きをかけられ、地域の現場に、多くのすばらしい支援を届けられることを期待しています。私は、地域支援で多くのセラピストが生き生きと輝くことで、多くの子どもたちの過ごす場が充実していくことを願っています。

2018 年 7 月吉日

執筆者を代表して　　**岡田貴富**

【執筆者プロフィール】

岡田貴富（本書監修役♪）
周囲に喜んでもらうためにひょうきんに振る舞い、人と同じことが苦手な子どもがそのまま大きくなる。際立った才能があるわけでもなく、続けている野球では、いつもチーム事情で空いているポジションに守りにつく。見栄っぱりと、頼まれると断れない性分で、小学校のクラス委員に始まり、大学では学生委員の執行部に上りつめてしまう。北里大学医療衛生学部を卒業後、1998（平成10）年相模原市役所入職、市立療育センター陽光園に配属され現在に至る。職場では力仕事からIT機器や設備機材の相談、行事の参加出演、記念写真撮影係など、本職であるはずの作業療法以外のことで声がかかることも多い。

松本政悦（本書プロデューサー役♪）
幼児期からせっかちな性格で体育や楽器演奏が大の苦手であった。大学は工学部に進学したが、周囲には発達障害圏の学生が多かった。たまたまボランティアで自閉症の子どもたちと関わり、（自分の自閉症的な部分が共鳴して）楽しい経験となる。1989年（平成元年）に電機メーカーに就職して研究開発に携わるが、OT岸本光夫氏が重度脳性まひの子どもに関わる場面をたまたま目にして衝撃を受け退職。1993（平成5）年から国立仙台病院付属リハビリテーション学院作業療法学科で学び、1996（平成8）年横浜市戸塚地域療育センター入職、その後2度の異動を経て現在、よこはま港南地域療育センターに勤務。著書に『発達障害領域の作業療法（クリニカル作業療法シリーズ）』（分担執筆、中央法規、2011年）、『やさしく学ぶからだの発達』（分担執筆、全国障害者研究会出版部、2011年）など。

酒井康年（本書コンサルタント役♪）
たまたま受けた大学に奇跡的に合格し、障害児教育に出会う。卒後は（当時の）養護学校の教員となり、知的障害のある児童の担任に。知的に重度で、不器用でもある彼らの、何をどう手伝えば、彼らの主体性を損ねずに、彼らが学べるのか？　という臨床上の疑問を抱いている頃、作業療法と出会い、公務員の座を捨て養成校へ。作業療法士となり、うめだ・あけぼの学園に入職し、現在に至る。地域支援部部長、保育所等訪問支援の児童発達支援管理責任者として地域支援にあたる毎日であったが、副園長になり減りつつある今日この頃。著書に『改訂第2版　子どもの能力から考える発達障害領域の作業療法アプローチ』（編集、メジカルビュー社、2018年）、『発達が気になる子どもを地域で支援！保育・学校生活の作業療法サポートガイド』（編集、メジカルビュー社、2016年）など。

本間嗣崇（本書マネジャー役♪）
幼少期は病弱で、救急車で搬送されることも…。性格は几帳面＆マイペースで、両親には『最後までやり通すところ』を長所として育てられる。幼少期の恩返しをしたいと思い、のちに医療系の職業を目指す。作業療法との出会いは、職業選択を迷っている学生時代に「陶芸や農園芸などのアクティビティが治療になる（いま振り返れば精神科作業療法）」という文章が載った書籍をたまたま手に取ったことから。その翌年に群馬大学医学部保健学科作業療法学専攻入学。卒業後は神奈川県総合リハビリテーション事業団に入職。2010（平成22）年5月特別支援学校自立活動教諭特別免許状取得、同月神奈川県立保土ケ谷養護学校着任、そこで5名の教育相談コーディネーターに師事。2017（平成29）年4月神奈川県立座間養護学校に異動、現在に至る。著書に『地域作業療法学（標準作業療法学　専門分野）』（分担執筆、医学書院、2017年）、『改訂第2版　子どもの能力から考える　発達障害領域の作業療法アプローチ』（分担執筆、メジカルビュー社、2018年）など。

地域で働く作業療法士に役立つ
発達分野のコンサルテーションスキル

発 行	2018年8月30日　第1版第1刷Ⓒ
監 修	岡田貴富
編 集	松本政悦　酒井康年　本間嗣崇
発行者	青山 智
発行所	株式会社三輪書店
	〒113-0033　東京都文京区本郷6-17-9　本郷綱ビル
	☎03-3816-7796　FAX 03-3816-7756
	http://www.miwapubl.com/
装 丁	株式会社イオック
印刷所	三報社印刷株式会社

本書の内容の無断複写・複製・転載は，著作権・出版権の侵害となることがありますのでご注意ください．
ISBN978-4-89590-633-3 C3047

JCOPY 〈(社)出版者著作権管理機構　委託出版物〉
本書の無断複製は著作権法上での例外を除き禁じられています．複製される場合は，
そのつど事前に，(社)出版者著作権管理機構(電話 03-3513-6969,FAX 03-3513-6979,
e-mail:info@jcopy.or.jp)の許諾を得てください．

■ コグトレ シリーズ第3弾。話題のコグトレ初級編、ついに登場!!

やさしいコグトレ
認知機能強化トレーニング
プリントして使えるCD付き

好評書

宮口 幸治（児童精神科医）

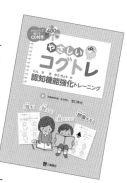

　今、教育現場から熱い注目を集めている「コグトレ」。
　シリーズ第2弾『コグトレ　みる・きく・想像するための認知機能強化トレーニング』(2015年弊社刊)は、基礎学力の土台づくりを意図しており、大変なご好評をいただいております。その一方で、ご家庭や教育現場から、より年少のお子さん向けに、難易度の低いコグトレを求める声が徐々に高まってまいりました。本書は、そうした声にお応えするかたちで生まれました。
　「やさしい」とはいうものの、内容は第2弾『コグトレ』にまったく引けをとりません。厳選された400を超える課題が学ぶ力を伸ばします。ワークシートをすすめるうちに、認知機能が鍛えられ、計算好き、書き取り好きなお子さんに成長されることでしょう。
　もちろん、年少のお子さんだけではなく、第2弾『コグトレ』が難しいと感じられる方や、認知症、知的障害の方でも取り組んでいただけます。
　付録のCDには400題以上の初級編トレーニングを収載しており、印刷して何度でも使えます。楽しんでお使いください。

■ 主な内容 ■

はじめに
本書の構成と使い方
各トレーニングのやり方

数える	写す	見つける	想像する
まとめる	点つなぎ	形さがし	スタンプ
記号さがし	曲線つなぎ	この影はどれ？	
あいう算	ゆれる点つなぎ	同じ絵はどれ？	

答え

● 定価（本体 2,000 円+税）　B5　76頁　2018年　ISBN 978-4-89590-621-0

好評既刊書

■ 認知機能の弱さから伸び悩んでいる子どもたちが勉強好きになるきっかけに

コグトレ
みる・きく・想像するための
認知機能強化トレーニング
プリントして使えるCD付き

宮口 幸治（児童精神科医）

● 定価（本体 2,000 円+税）B5　80頁　2015年
ISBN 978-4-89590-506-0

お求めの三輪書店の出版物が小売書店にない場合は、その書店にご注文ください。お急ぎの場合は直接小社へ。

三輪書店　〒113-0033 東京都文京区本郷6-17-9 本郷綱ビル
編集☎03-3816-7796 ℻03-3816-7756　販売☎03-6801-8357 ℻03-6801-8352
ホームページ：https://www.miwapubl.com

■ "じっと座っていられない" "左右がわからない" "力加減ができない"
不器用な子どもが変わるトレーニング

不器用な子どもたちへの
認知作業トレーニング

編著　宮口 幸治・宮口 英樹

好評書

発達障害や知的障害をもつ子どもたちの中には、身体的不器用さを併せもつ子どもがいる。不器用ゆえに身体を使った作業が難しく、周囲とうまくなじめずにいる子も少なくない。自分ではどうしようもないもどかしさ。認知作業トレーニング（Cognitive Occupational Training：COGOT）は、そうした不器用な子の支援のために考案されたプログラムである。

本書は7つのモジュールから成るトレーニングを豊富なイラストとともに紹介し、さらに実演DVDを付録とすることで読者の理解を深めることができるようになっている。作業療法、特別支援教育の場のみならず、広く一般教育でも使用できる希望の一冊。

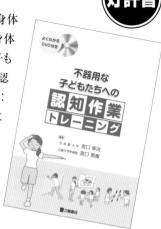

■ 主な内容
- **第1章　不器用な子どもの特徴**
- **第2章　COGOTの理論的背景と構成**
- **第3章　COGOTプログラム**
  - 1. 準備するもの
  - 2. 導入セッション
  - 3. COGOTプログラム
    - ＜自分の身体＞
      - 1) 身体を知る
      - 2) 力加減を知る
      - 3) 動きを変える
    - ＜物と自分の身体＞
      - 4) 物をコントロールする
      - 5) 指先を使う
    - ＜人の身体と自分の身体＞
      - 6) 動きをまねる
      - 7) 動きを言葉で伝える
- **第4章　モデルプログラム例**
  - ① 40分スタンダードバージョン【学校用】
  - ② 60分リハビリテーションバージョン【高齢者用】
  - ③ 80分フルバージョン【施設用】
  - ④ 10分ミニバージョン【共通】
  - プログラム進行表
- **第5章　不器用さのアセスメント**
- **第6章　COGOTの効果検証**

● 定価（本体3,800円+税）　B5　164頁／DVD付　2014年　ISBN 978-4-89590-479-7

お求めの三輪書店の出版物が小売書店にない場合は、その書店にご注文ください。お急ぎの場合は直接小社に。

〒113-0033　東京都文京区本郷6-17-9　本郷綱ビル
編集☎03-3816-7796　📠03-3816-7756　販売☎03-6801-8357　📠03-6801-8352
ホームページ：https://www.miwapubl.com